신비(神秘)의 **벌침요법**

신비(神秘)의

벌침요법

김주연 저

유한문화사

머 리 말

벌침요법에 대하여 되도록이면 많은 사람들이 활용법을 알고 민간요법으로 어느 가정에서나 누구든지 손쉽게 질병 치료요법으로 활용하였으면 하는 마음으로 이 글을 쓰게 되었으며, 그렇게만 된다면 더 이상 무엇을 바라겠는가? 한참 인기를 끌었던 TV 연속극 '대장금'에서 맛을 보고도 맛을 모르는 대장금에게 혀끝에 벌침을 맞고 맛을 되돌려 놓은 이야기, 이 얼마나 간단하고도 확실한 치료법 이야기인가?

물론 서양에서 들어온 문화이지만 대장금이 살았던 시절에도 그렇게 활용되었는데, 하물며 요즈음에는 벌침요법에 대하여 전혀 알려져 있지 않고 들어본 적도 없는 사람들이 많다. 게다가 벌침을 맞으면 큰일난다든지, 잘못된다든지, 어찌된다든지 등등 여러 속설이 있다. 오랜 세월 동안 치료되지 않았던 여러 질병들을 벌침요법으로 완치되었던 경험을 예를 들어 설명하였으며, 종합적으로 손쉽게 치료할 수 있도록 노력하였다. 누구나 부담 없이 또한 두려움 없이 간단히 치료될 수 있으며, 어느 치료요법과도 비교할 수 없다.

인간이 만들 수 없는 약을 자연이 만들어 준 대로 주사기에 넣어서 인체에 주사를 놓는 것과 전혀 다를 바가 없는 뛰어난 방식이다. 왜냐하면 벌이 사람 피부에 닿기만 하면 벌침을 쏘는데, 피부에 찌르는 것과 동시에 주사바늘 같은 원리의 침으로 봉독(蜂毒)을 발사해서 독주머니(독낭) 속에 있던 독을 살 속 깊숙이 쏘아 버리니 이것은 신께서 우리 인간들에게 주신 어느 약품과도 비교할 수 없는 질병 치료제인 것이다. 벌에게는 미안하고 안됐지만 한번 쏘고 나면 몇 시간 후에는 생을 마감하는데, 한 마리당 벌침 사용은 1회 밖에 사용할 수 없으므로 위생상 이렇게 훌륭한 소독이 필요 없는 1회용 주사가 어디에 있겠는가?

봉독(蜂毒)은 항기능과 살균력이 페니실린의 1,300배의 효력이 있다고 하니 대단하지 않는가? 살균력도 대단하여 희귀병도 잘 치료된다. 치료 도중 욕심을 부려 한꺼번에 여러 침을 쏘이면 알레르기 체질에 상관없이 두드러기 및 몸살은 당연지사이다. 치료법 대로 잘 활용하면 부작용 없고 사고 날일 전혀 없으며, 변형없이 순수하게 받아들여 좋은 분야에 그대로 활용하면 그 높은 가치가 파괴될 리 없고, 변질될 리 없다. 그대로 잘 보관하여 사용하다가 후세에 물려주면 얼마나 훌륭하고 가치있는 유산이 아니겠는가? 당신이 알고 있으면 이사람 저사람에게 알려 모든 사람이 질병으로부터 해방된다면 이보다 더한 보람된 일은 없을 것이다.

경이로운 자연의 신비함에 감사하며, 인간 모두의 질병 치료에 도움이 되어 건강한 몸으로 즐겁고 보람찬 생활이 끝없이 이어지길 바라며, 아울러 이 책의 발간을 흔쾌히 맡아 주신 유한문화사 사장님과 직원 여러분께 감사의 인사를 드린다.

저자 씀

차 례

제 3 편 각종 질환에 따른 치료법 / 129

제 1 편

벌침의 성분 및 시술방법

1 벌침의 독성과 성분

병의 종류는 다양할 뿐만 아니라 증세 또한 여러 가지 형태로 분류되므로 그에 맞는 치료법은 헤아리기 어려울 정도로 많다. 현대의학의 발전은 계속되고 있지만 아직 모자라는 분야가 많다. 병은 증세가 같아도 원인이 복잡하고 다양하며 성별・연령 등 환자마다 생활환경의 차이만으로도 크게 달라진다.

벌침요법도 진단과 취혈방법에 따라 치유상태가 달라질 수 있으며, 진단 설정에 따라 치유되는 결과 또한 크게 달라질 수 있다. 벌침요법 자체는 오래 전에 서양에서 들어왔으며, 지금부터 약 30여 년 전에 서양에서 온 선교사(남녀 대학생)들이 벌통을 들고 전국을 돌며 우리나라 지역 도시 및 농촌 지역에서 벌침으로 치료하는 법을 가르쳐 주는 것을 많은 사람들이 보았을 것이다.

일찍이 서양에서는 벌침요법이 민간요법으로 정착되어 충분한 교육과 지식으로 병을 치유하는 데 별 문제 없이 시술하였다. 그러나 벌침요법이 민간요법이라 해도 남녀노소 또는 인체 생리에 따라 크게 차이가 나므로 인체의 경락, 경혈학, 침술학 등에 응용하여 시술하는 것은 괜찮지만 이론에 맞지 않는 치료는 삼가 해야 한다.

독일 의사 Dr. August Wolff는 “나는 이 세상에서 가장 작고 아름다운 친구가 있는데 바로 꿀벌이다”라고 극찬을 하였다. 작은 생명체인 벌의 희생으로 많은 사람의 병을 치료해 주므로 우리에게 벌은 미안하고도 고마운 존재인 것이다. 특히 서양인들은 벌침으로 사용된 벌이 죽는 것을 몹시 안타깝고 불쌍하게 여긴다. 하지만 벌은 침을 한번 쏘고 나면 여러 기능을 못 쓰게 되어 생을 마감하게 되니 어쩔 수 없는 일이다.

(1) 포스포리아제(Phospholiase)

간접 용해요소로서의 작용을 하며, 포스포리아제 A2지방의 분해를 촉매하여 지방산을 형성시키고, 피를 맑게 하는 용혈작용과 강력한 항원성이 있다.

(2) 히알루로노글루코사미니다아제(Hyaluronoglucosaminidase)

봉독(蜂毒)의 확산인자이다. 매우 안정적이며 100℃의 열에도 잘 견딘다. -20℃로 동결 해동을 반복해도 매우 안정적이다. 독소를 조직 깊이 침투시키는 작용과 더불어 피부의 진피조직을 파괴시키는 작용도 한다.

(3) 포스파타아제(Acid Phosphatase)

산성 포스파타아제라고도 불린다. 건조 봉독(蜂毒)에는 1% 정도가 함유되어 있고, 항원성은 매우 강하나 내열성은 없다.

(4) 글루코시다아제(Glucosidase)

봉독(蜂毒)에 약 0.6%가 함유되어 있으며, 포스파타아제와 마찬

가지로 항원성이 강하고 열에는 매우 약하므로 봉독이 보관함에 적절히 보관되었는지의 여부를 판단할 수 있다.

(5) 포스포리파제(L/so Phospholipase)

열에 비교적 약하며, 활성이 있는 효소로서 세포조직 파괴성과 용혈작용을 한다.

(6) 펩티드 성분 Mcd(Peptide)

① 멜리틴(melittin) : 멜리틴은 봉독의 가장 중요 성분으로서 건조 봉독일 경우 멜리틴 성분이 50% 정도를 차지한다. 피를 맑게 하는 용혈성 요소이다. 1954년에 Dr. Neumann이 처음으로 발견했으며, 적혈구를 용해시키는 세포막 활성 성질이 관찰되었고 적혈구, 백혈구, 비반세포 등을 용해시킨다. 또한 멜리틴은 용해작용, 효소작용, 통증 유발작용, 항균작용, 방사능 저항성 작용 등을 한다. 멜리틴이 포스포리파제와 함께 존재하면 용해작용이 더욱 강해 당(mannitol) 흡수를 4배까지 촉진시킨다.

② 연쇄균, 포도상구균, 대장균, 화농성 균에 대한 살균력은 페니실린의 1,300배의 살균작용을 한다.

③ 혈액 중의 임파세포 및 적혈구, 백혈구를 용해 및 재생 활성화시킨다.

몸통의 근육(전면)

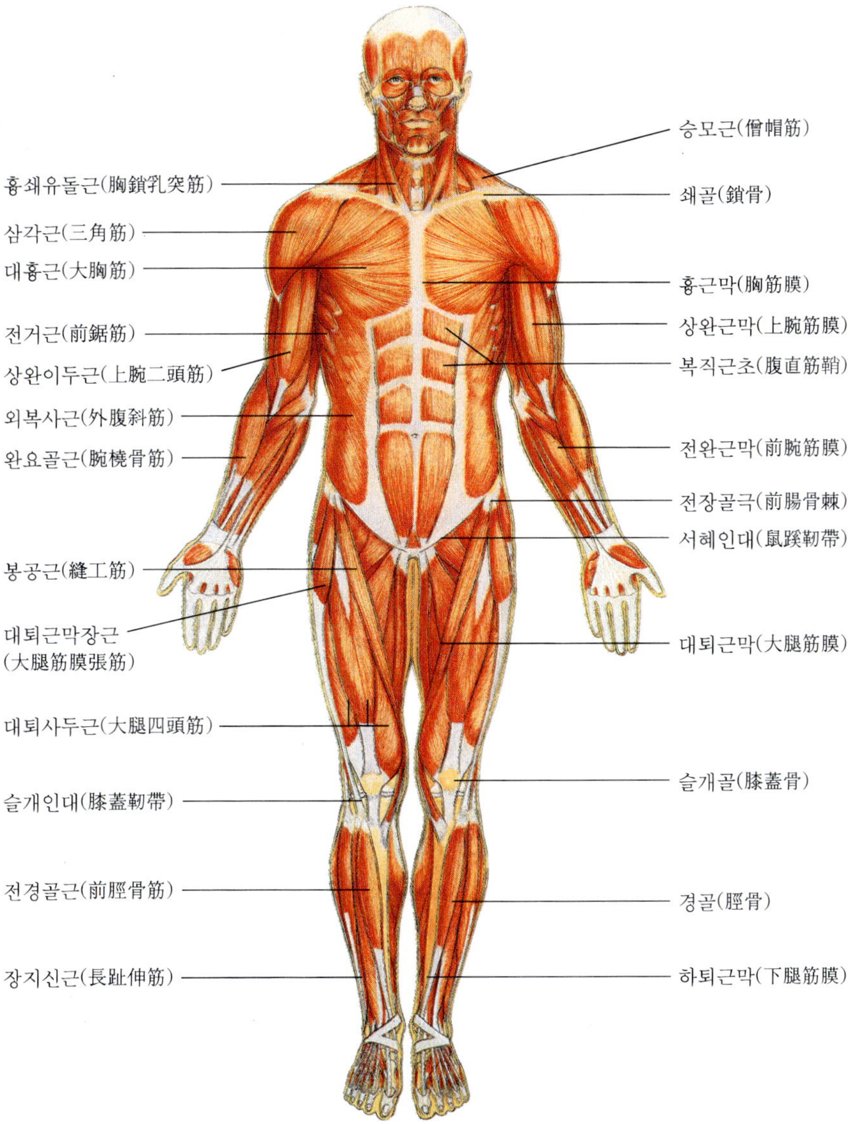
승모근(僧帽筋)
흉쇄유돌근(胸鎖乳突筋)
쇄골(鎖骨)
삼각근(三角筋)
대흉근(大胸筋)
흉근막(胸筋膜)
전거근(前鋸筋)
상완근막(上腕筋膜)
상완이두근(上腕二頭筋)
복직근초(腹直筋鞘)
외복사근(外腹斜筋)
완요골근(腕橈骨筋)
전완근막(前腕筋膜)
전장골극(前腸骨棘)
서혜인대(鼠蹊靭帶)
봉공근(縫工筋)
대퇴근막장근
(大腿筋膜張筋)
대퇴근막(大腿筋膜)
대퇴사두근(大腿四頭筋)
슬개골(膝蓋骨)
슬개인대(膝蓋靭帶)
전경골근(前脛骨筋)
경골(脛骨)
장지신근(長趾伸筋)
하퇴근막(下腿筋膜)

몸통의 근육(후면)

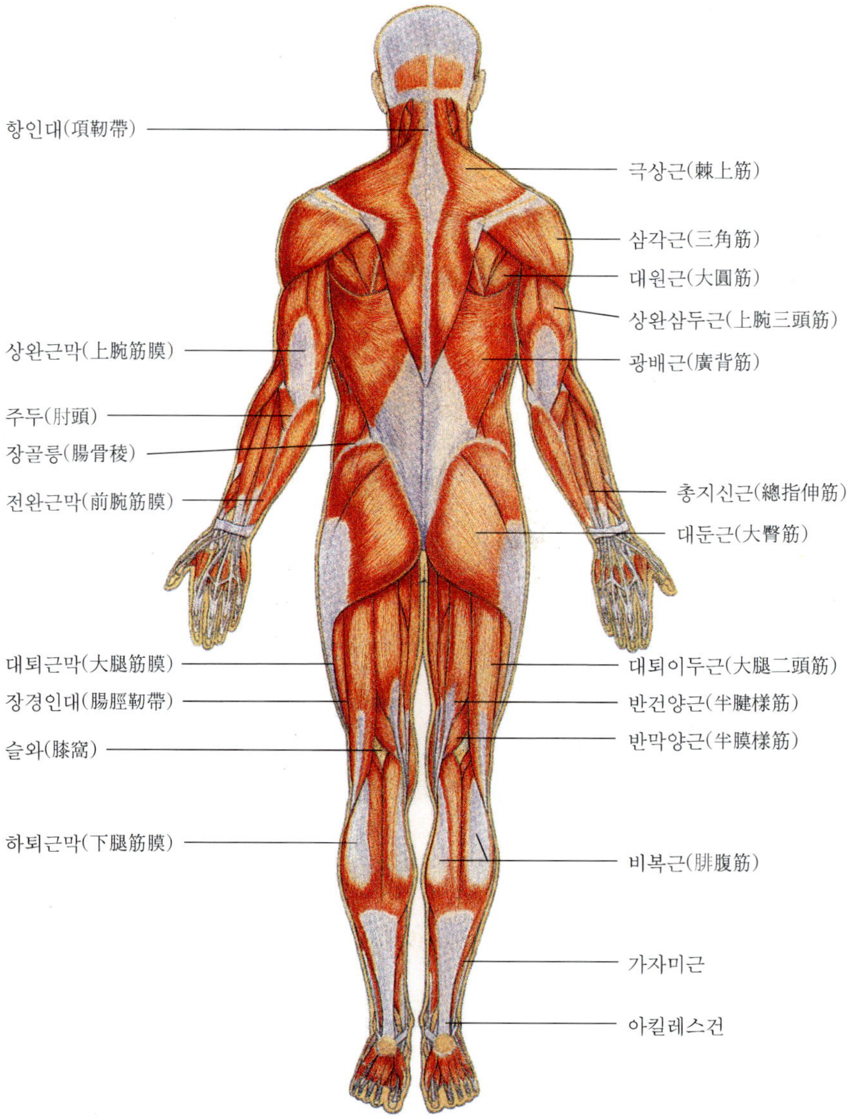
항인대(項靭帶)
극상근(棘上筋)
삼각근(三角筋)
대원근(大圓筋)
상완삼두근(上腕三頭筋)
상완근막(上腕筋膜)
광배근(廣背筋)
주두(肘頭)
장골릉(腸骨稜)
총지신근(總指伸筋)
전완근막(前腕筋膜)
대둔근(大臀筋)
대퇴근막(大腿筋膜)
대퇴이두근(大腿二頭筋)
장경인대(腸脛靭帶)
반건양근(半腱樣筋)
슬와(膝窩)
반막양근(半膜樣筋)
하퇴근막(下腿筋膜)
비복근(腓腹筋)
가자미근
아킬레스건

순 환 계

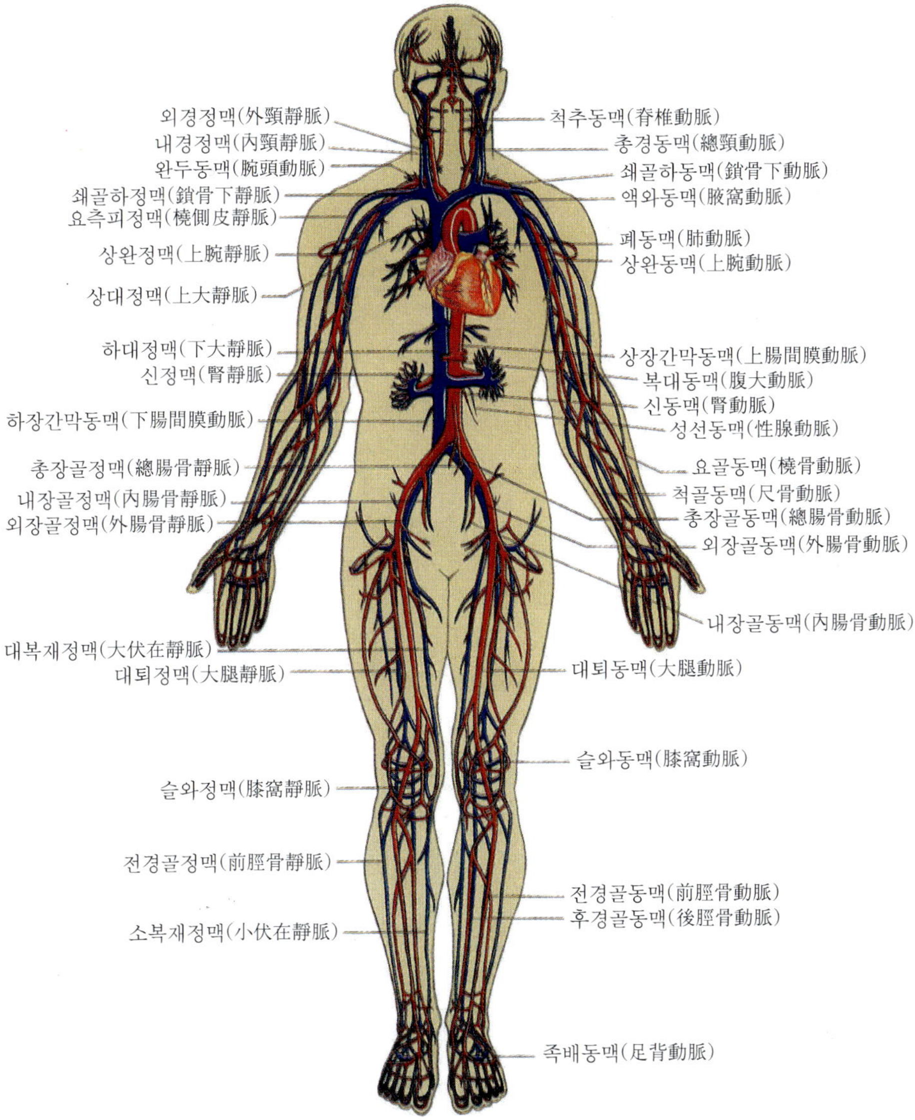
외경정맥(外頸靜脈)
내경정맥(內頸靜脈)
완두동맥(腕頭動脈)
쇄골하정맥(鎖骨下靜脈)
요측피정맥(橈側皮靜脈)
상완정맥(上腕靜脈)
상대정맥(上大靜脈)
하대정맥(下大靜脈)
신정맥(腎靜脈)
하장간막동맥(下腸間膜動脈)
총장골정맥(總腸骨靜脈)
내장골정맥(內腸骨靜脈)
외장골정맥(外腸骨靜脈)
대복재정맥(大伏在靜脈)
대퇴정맥(大腿靜脈)
슬와정맥(膝窩靜脈)
전경골정맥(前脛骨靜脈)
소복재정맥(小伏在靜脈)
척추동맥(脊椎動脈)
총경동맥(總頸動脈)
쇄골하동맥(鎖骨下動脈)
액와동맥(腋窩動脈)
폐동맥(肺動脈)
상완동맥(上腕動脈)
상장간막동맥(上腸間膜動脈)
복대동맥(腹大動脈)
신동맥(腎動脈)
성선동맥(性腺動脈)
요골동맥(橈骨動脈)
척골동맥(尺骨動脈)
총장골동맥(總腸骨動脈)
외장골동맥(外腸骨動脈)
내장골동맥(內腸骨動脈)
대퇴동맥(大腿動脈)
슬와동맥(膝窩動脈)
전경골동맥(前脛骨動脈)
후경골동맥(後脛骨動脈)
족배동맥(足背動脈)

신경계

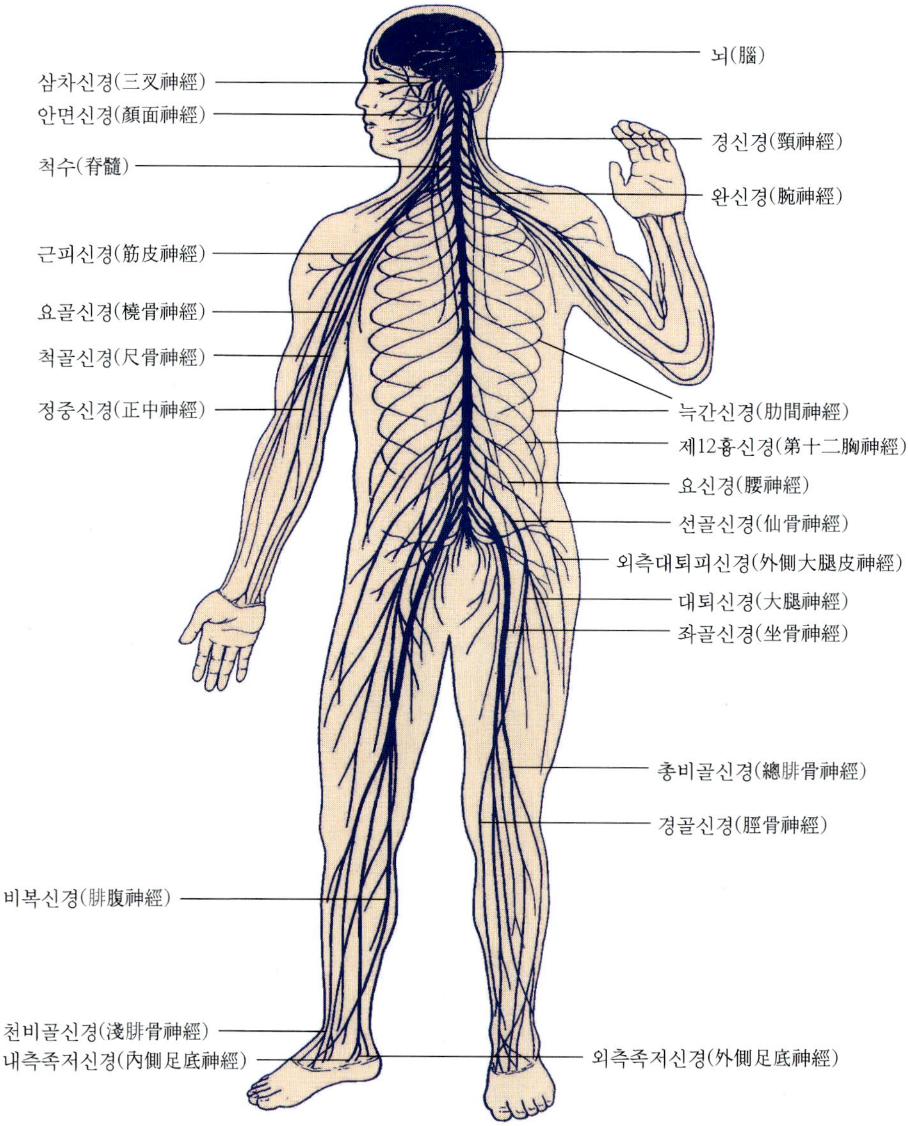
뇌(腦)
삼차신경(三叉神經)
안면신경(顔面神經)
경신경(頸神經)
척수(脊髓)
완신경(腕神經)
근피신경(筋皮神經)
요골신경(橈骨神經)
척골신경(尺骨神經)
정중신경(正中神經)
늑간신경(肋間神經)
제12흉신경(第十二胸神經)
요신경(腰神經)
선골신경(仙骨神經)
외측대퇴피신경(外側大腿皮神經)
대퇴신경(大腿神經)
좌골신경(坐骨神經)
총비골신경(總腓骨神經)
경골신경(脛骨神經)
비복신경(腓腹神經)
천비골신경(淺腓骨神經)
내측족저신경(內側足底神經)
외측족저신경(外側足底神經)

2 벌침 시술에 대한 준비 및 시술방법

〈 준 비 〉

(1) 벌침의 모양

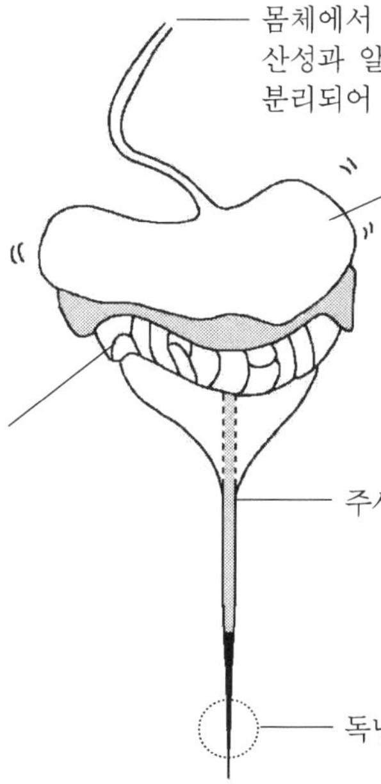

벌침의 길이는 아기벌(유봉)과 어른벌(노봉)에 따라 약간의 차이가 있으며, 작은 것은 2 m/m에서 큰 것은 2.5 m/m 약간 넘는 것이 있다(침의 모양은 육안으로 볼 때는 한 가닥인 듯하나 세 가닥으로 되어 있다).

(2) 벌의 선택

벌은 꿀의 본산인 양봉(꿀벌) 꿀을 채취하기 위해 가장 많이 사육되는 꿀벌을 선택하고, 될 수 있는 한 어른벌(노봉)을 사용한다. 어린벌(유봉)의 경우는 침이 부드럽고 작으며, 초보자가 발침해서 쓰기에 다소 어려움이 따르기 때문에 노봉을 선택하는 것이 좋다.

※ 야생 잡벌은 절대 임의대로 사용해서는 안 된다.

(3) 벌을 담는 용기(벌통)

아래 그림과 같은 벌통을 준비하거나 문구점에서 파는 곤충 채집용 바구니를 임시로 사용해도 된다.

(4) 핀셋

핀셋은 끝이 가늘고 긴 아주 잘 맞는 핀셋을 사용해야 편하다.

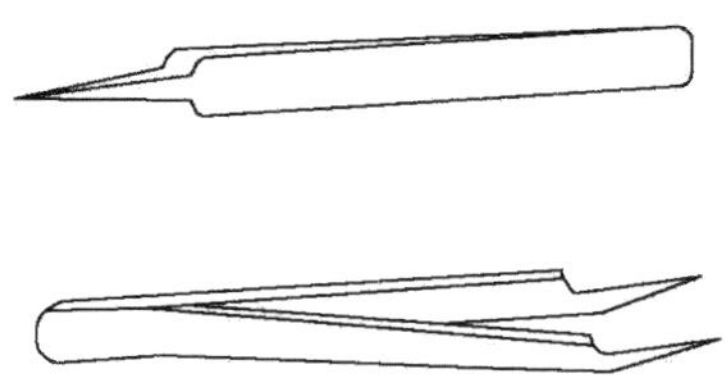

발침용 핀셋

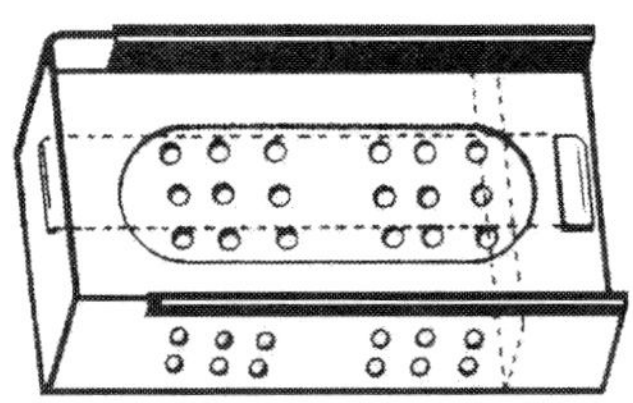

벌 임시 수용통

(5) 표시용 펜

벌침 할 자리에 표시하는 펜은 연한 계통의 물감펜이나 붉은색 계통의 볼펜을 사용한다.

(6) 항히스타민

벌침을 맞고 가렵거나 두드러기가 날 때 약국에서 항히스타민을 구입하여 해독제 의약품으로 사용한다. 참기 어려울 정도로 아픈 경우에는 병원에서 해독제 주사로 해결된다.

〈 시술방법 〉

벌침을 시술하는 목적은 아픈 곳과 병든 곳을 흔적 없이 치료하기 위해서이다. 시술방법에는 벌의 침을 핀셋으로 뽑아 시술하는 발침법과 환부에 벌의 침을 직접 쏘여 시술하는 직침법이 있다. 발침법보다는 직침법이 약 30～50배 정도 치료 효과가 좋은데, 이는 벌의 침을 핀셋으로 뽑으면 봉독(蜂毒)이 핀셋에 묻어 벌침의 양이 줄어들기 때문이다.

발침법은 따가운 정도이며 붓기, 가려움 등이 직침법에 비해 적지만 치료시간이 오래 걸리는 단점이 있다. 확실한 치료를 위해서는 환부에 살아있는 벌의 침을 직접 쏘여 시술하는 직침법이 더 효과적이다.

1. 발침법

(1) 발침 요령

벌의 몸통 부분을 살짝 잡고 엉덩이 부분을 조금 누르면 바깥쪽으로 침을 길게 내민다. 이때 핀셋으로 침을 뽑아 치료 부위에 살짝 대주기만 하면 된다. 대부분 발침할 때 작은 이슬 같은 것이 매달려 있는데 이것이 봉독(蜂毒)이다.

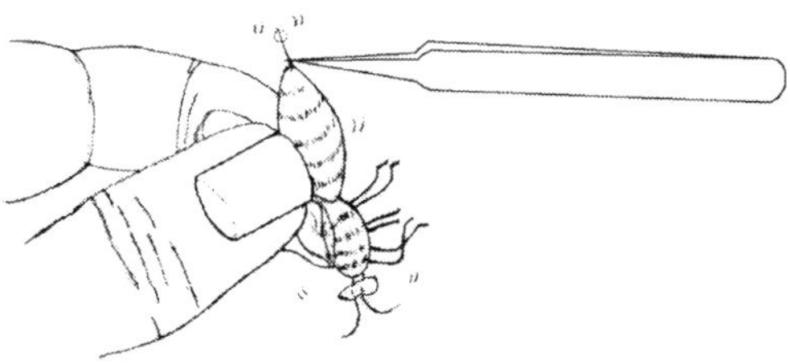

(2) 발침 순서

① 핀셋을 두 개 사용하면 아주 편리하다.
② 용기를 조금 열고 벌 한 마리를 핀셋으로 잡아낸다.
③ 왼손으로 벌의 복부를 살짝 잡는다.
④ 벌은 배가 살짝 눌리면 무조건 침을 쏜다.
⑤ 이때 침의 중간을 핀셋으로 잡고 뺀다.
⑥ 발침점이 결정된 곳에 벌침을 꽂으려고 하지 말고 살짝 피부 표면에 대주기만 하면(닿기만 하면) 벌침 스스로 수축운동을 하면서 피부 깊숙이 파고 들어간다.

⑦ 침을 빼는 시간은 병증 여부에 따라 재빨리 빼거나 천천히 1분 정도 후에 빼주면 된다.

(3) 주의할 점

벌침은 본침과 감침의 이중 구조로 되어 있어 침을 뺄 때 피부에 감침이 남아 있는 경우 그로 인한 가려움증과 알레르기가 있을 수 있으므로 주의하도록 한다.

2. 직침법

① 벌침을 맞아야 할 환부에 그림 A와 같이 벌을 잡아서 쏘이는 것이 가장 효과적이다.

② 벌을 잡으면 벌은 빠져 나가려고 엉덩이 부분을 요동친다. 엉덩이 부분에 벌침이 있는데 360도 회전을 하며 흔들어 대다가 벌침 끝이 아무 곳이나 닿기만 해도 침을 쏘아버린다. 침해야 될 자리에 정확히 하기 어려울 때는 그림 B와 같이 엉덩이 부분만 떼어내서 사용하면 원하는 환부에 정확히 침할 수가 있다.

③ 벌을 잡는 방법 및 침하는 요령은 직접 시술과정을 반복할수록 경험을 통해 요령이 생긴다.

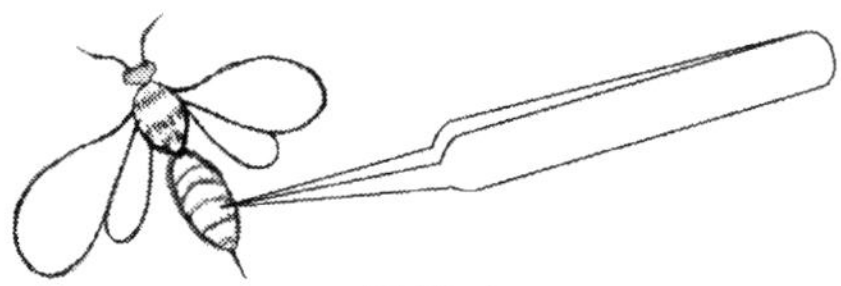

그림 A

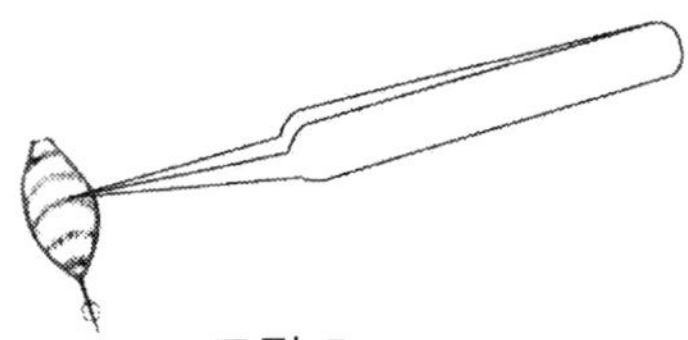

그림 B

3. 벌침의 치료와 간격

앞에서 기술한 대로 어떠한 질병이나 치료를 요하는 환부에 벌침을 놓을 때는 처음에는 꿀벌 한 마리로 시작하는 것이 좋다. 충분한 지식이 있는 사람의 경우는 두 마리까지도 별 문제 없이 시술이 가능하다. 초심자일 경우에는 발침을 하거나 직침을 하드라도 한 마리부터 하는 것이 제일 안전하다.

첫날에는 꿀벌 한 마리로 침을 하고, 둘째 날은 두 마리, 셋째 날은 세 마리로 침을 한다. 체질에 따라 어느 정도 차이가 있지만 알레르기성 체질이 아니더라도 세 마리째부터 신체 일부나 심하면 전신에 벌침으로 인한 독성으로 두드러기가 나는 경우가 있다.

이런 증상이 나타나드라도 인체에 전혀 해가 되지 않으므로 걱정할 필요가 없다. 참기 어려울 정도로 가렵고 불편하면 동네 병원(내과)에서 해독제 주사를 맞거나 약국에서 항히스타민제(해독제) 두 알을 먹으면 해결할 수 있다. 두드러기는 최대 24시간 후면 완전히 소멸되어 사라진다.

벌침을 여러 마리 하고 나면 두드러기와 가려움, 심한 경우에는 몸살까지도 각오해야 한다. 이 증상들만 참아 내면 벌침으로 병을 고칠 수 있다.

넷째 날부터는 같은 마리수로 이틀씩 맞으면서 이틀에 한 마리씩 늘려 가도 되고, 매일 한 마리씩 늘려 가도 된다. 될 수 있으면 하루 걸러 한 번씩 침을 시술하는 것이 효과적이다. 매일 침수를 늘려 가면서 맞으면 30마리까지 도달하는 기간이 20일 정도 걸린다. 이때는 하루 이틀 가려워서 잠을 설칠 수도 있다.

필자의 경우 3일 연속으로 80침 정도를 시술하였더니 3일째 저녁 무렵 온몸이 나른해지면서 몸살로 녹초가 되어 하룻밤 동안 고생한 적이 있다. 그러나 다음 날 언제 그랬냐는 듯이 몸이 가벼워지고 아무 탈없이 정상으로 돌아왔다. 또한 육체적·정신적으로 맑아짐을 느낄 수 있었다. 몸이 견딜 수 있으면 매일 침해도 되지만 되도록이면 격일로 침하는 것이 가장 효과적이다.

퇴행성 관절염이나 류마티스성 관절염의 증상에는 매일 침하는 것이 좋다. 그 이유는 벌독이 인체 깊숙이 투입되어 약리작용 및 생리학 작용으로 소모될 시간을 충분히 주어야 신체 각 부위 기능에 무리가 없다. 침을 많이 맞으면 우리 몸 스스로 해독시키는 기능에 무리가 되어 내과계통에 부담을 주므로 무리해서 침을 시술하면 안 된다.

4. 경혈(經穴)과 경락(經絡)

경락(經絡)은 기혈이 운행하는 길로서 경맥(經脈)과 낙맥(絡脈)을 합친 말이다. 이 중 경맥은 통로라는 뜻으로 세로로 뻗은 간선이고, 인체의 깊은 부위를 순행한다. 낙맥은 망락(網絡)이라는 뜻으로 경맥에서 갈라져 나와 전신을 그물처럼 얽은 지선을 말한다. 경맥과 낙맥은 서로 연결되고 온몸에 퍼져 교섭하며, 일정한 운행 규율을 가진 계통을 이룬다.

다음에 설명한 12정경은 침구혈에 쓰이는 혈(穴)로서 361혈(穴)을 사용하나, 벌침혈로서는 1/3 정도 되는 120혈(穴) 정도면 충분하다. 왜냐하면 침구에서는 건측(아프지 않은 곳)에 자극을 주어 환측(아픈 곳)으로 유도하여 통증을 분산시켜 치료하는 방법을 쓰기 때문에 침수도 너무 많고 고통스럽기 때문이다.

벌침으로 치료를 할 경우 침구술과는 달리 아시혈(阿是穴, 아픈 곳)에 직접 침하여 침한 부분에서 반경 2～3 cm 이상 되는 부분이 독의 영향권에서 치료되기 때문에 혈수대로 침할 필요가 없다. 이는 전체 치료의 70% 정도만 되면 나머지 신경통 질환에는 일부만 사용하기 때문이다.

다시 말해서 치통(충치나 풍치) 같은 경우는 아픈 치아의 치근이 있는 잇몸에 한 침만 침을 해도 10～20분 후면 완치가 된다. 종기가 난 곳, 눌러서 아픈 곳, 멍든 곳, 삔 곳 등에 벌침을 놓으면 바로 진통이 되고, 침을 4～5회 하면 완치가 된다.

5. 벌독이 인체에 미치는 생리학적 작용

봉독(벌침)을 사용해서 류마티스성 관절염을 치료한 최초의 의학 보고서는 벌침요법으로 환자를 치료한 경험과 민간요법에 대한 생체 및 임상실험을 토대로 벌침요법을 요약해서 1859년에 남 프랑스에서 발표된 바 있으며, 이어서 1888년 오스트리아에서 최초로 봉독을 치료제로 사용하여 체계화된 치료법으로 치료 효과가 높이 평가된 임상사례 등을 종합하여 발표하였다.

1928년에 독일 의사 Dr. August Wolff 연구실에서 주사용 봉독(蜂毒) 제제가 생산되었다. 또 독일의 Forster은 7년간 인체에 미치는 벌침 효과를 연구하여 1935년에 Wurzburg대학 연구소에서 최초의 근대적 봉독제품을 조제 생산하였다. 이 봉독제품은 독일, 스위스, 오스트리아 등 유럽에서 현재까지도 팔리고 있다.

벌침에 쏘이게 되면 첫째, 소염작용(消炎作用), 용혈작용(溶血作用), 강력한 살균작용(殺菌作用), 신경부활, 세포부활, 진통효과, 조직의 생성 및 파괴작용을 하는 효과가 있으며, 어느 방면의 병증이든 치료 효과가 크고 쉽게 고칠 수 있다.

벌독에 들어 있는 멜리틴(melittin) 1 mg의 항균작용은 페니실린이 0.1~93 단위에 해당하는 억제작용을 하는데 비하여 멜리틴은 93~1,700 단위에 상당하는 작용을 하는 것으로 측정되었다. 여러 가지 임상 및 인체 실험과 경험을 토대로 발전된 벌침의 현재 가치성으로 볼 때 각종 병증과 질병은 벌침(봉독)으로 치료되고, 극히 드문 경우만 제외하고는 거의 완치되는 것을 확인할 수 있었다.

민간치료 요법으로 수백년 동안 벌독이 사용되어 왔으나 아직까지 단 한 건의 사고도 없었으며, 완치되거나 만족스런 치료 효과를 보았다고 하니 이 얼마나 신비스러운 일이 아니겠는가?

제 2 편

벌침에 사용되는 12정경의 경맥과 경혈

1 경혈(經穴)의 개요

1. 경혈의 기능

(1) 기혈(氣血)이 흘러들고 나가는 곳이다

경혈은 경맥(經脈)과 낙맥(絡脈)이 관통하는 부위이고, 경맥의 기혈(氣穴)은 경혈을 통해 서로 만나고 소통하며, 온몸을 하나의 유기체로 구성한다.

(2) 질병의 반응이 나타나는 곳이다

경락과 경혈은 장부와 관계가 깊고, 조직과 기관에 연계되어 있어서 질병이 생기면 해당 경혈 부위에 이상반응이 나타나기도 한다. 특정 혈(穴)인 배유혈(背兪穴), 모혈(募穴), 극혈(郄穴), 원혈(園穴) 등에 압통, 과민, 부어오름, 단단한 감, 차고 더운 감, 근육의 견실, 허연(虛軟)이나 두드러짐과 오목함, 피부의 색, 어점(瘀点), 구진(丘疹) 등의 반응이 나타난다.

예로서 위장에 질병이 생기면 족삼리(足三里), 지기(地機)에 압통 과민이 생기고, 때로는 제5흉추와 제8흉추 사이에 이물감이 만져진다.

(3) 질병을 예방하고 다스리는 곳이다

경혈은 인체 내부의 병변을 반영하기도 하지만, 반대로 외부 자극에 의해서도 생리적·병리적 반응을 하게 되므로 경혈을 통해 경락 기혈을 조절하여 정기(正氣)를 돕고, 사기(邪氣)를 없애 질병을 예방하고 치료한다.

2. 경혈의 종류

경혈(經穴)은 그 위치나 쓰임에 따라 여러 가지 명칭으로 불린다. 경혈의 종류에는 12경맥(經脈)과 임맥(任脈), 독맥(督脈)에 속하며 그 순행로에 분포되어 있는 14정경(正經)의 경혈이 있고, 14경맥에 속하지 않고 흩어져 있으나 특수한 치료 효과가 있어 널리 쓰이고 있는 경외기혈(經外奇穴)이 있다. 그리고 고정된 부위가 없이 현재 압통이 있거나 치료를 요하는 증상이 발현된 곳, 누르면 통증이나 쾌감 또는 특수한 감각이 있는 아시혈(阿是穴) 등이 있다.

3. 경혈의 치료작용

(1) 근치작용(近治作用)

경혈은 위치한 모든 부위와 가까운 인근 조직, 기관의 병증을 치료할 수 있다. 예를 들어 눈 부위의 정명(睛明), 승읍(乘泣), 사백(四白) 혈은 눈병을 모두 치료하고, 귀 부위의 청궁(聽宮), 청회(聽會), 예풍(翳風) 혈은 귓병을 모두 치료하며, 위(胃) 부위의 중완(中脘), 건리(建里), 양문(梁門) 혈은 위병(胃病)을 치료한다.

(2) 원치작용(遠治作用)

12경맥의 팔꿈치와 무릎관절 이하에 있는 경혈은 국부(國富)의 병을 치료할 뿐만 아니라 경맥이 순행하는 먼 부위의 조직, 기관, 장부의 병증도 치료하고 온몸에 영향을 주는 작용을 하기도 한다. 예를 들어, 손등의 합곡(合谷)은 팔 부분 뿐만 아니라 목·머리·얼굴 부위의 병증도 치료하고, 감기로 인한 발열도 치료한다. 또 무릎 아래의 족삼리(足三里)는 다리 부분 뿐만 아니라 소화계통을 조절하고, 온몸의 면역체계에 큰 작용을 한다.

(3) 특수작용(特殊作用)

일부 경혈은 병증의 양면을 양방향으로 조절하는 작용을 한다. 예를 들어, 배꼽 옆의 천추(天樞)는 설사와 변비를 치료하며, 내관(內關)은 심장 박동이 너무 빠르거나 너무 느린 증상도 치료할 수 있다. 한편, 상대적인 특이성도 있다. 예를 들어 제7경추 극돌기 아래 대추혈(大椎穴)은 열을 내리고, 새끼발가락 끝의 지음(至陰) 혈은 태아의 위치를 바로 잡아준다.

2

12정경의 경맥과 경혈

1. 임맥(任脈)
2. 독맥(督脈)
3. 수태음폐경(手太陰肺經)
4. 수양명대장경(手陽明大腸經)
5. 족양명위경(足陽明胃經)
6. 족태음비경(足太陰脾經)
7. 수소음심경(手少陰心經)
8. 수태양소장경(手太陽小腸經)
9. 족태양방광경(足太陽膀胱經)
10. 족소음신경(足少陰腎經)
11. 수궐음심포경(手厥陰心包經)
12. 수소양삼초경(手少陽三焦經)
13. 족소양담경(足少陽膽經)
14. 족궐음간경(足厥陰肝經)

1. 임맥(任脈)

임맥은 독맥(督脈) 등과 함께 기경팔맥(奇經八脈)의 하나로서 오행혈(五行穴)과 원혈(原穴), 극혈(郄穴), 모혈(募穴), 배유혈(背兪穴)이 없고 낙혈(絡穴)만 있는 것이 정경(正經)과 다른 점이다. 인체의 음측(陰側)을 흐르고 있으며, 모든 음경(陰經)이 임맥과 연결되어 음경의 기혈을 조절한다.

또한 정혈(精血), 진액(津液) 등도 임맥에 의해 조절되므로 '음맥지해(陰脈之海)'라 하였으며, 포(胞)에서 시작되어 자궁과 연결되므로 여자의 월경 대하와 관계가 깊고, 충맥(衝脈)과 함께 임신을 주관하기도 한다.

임맥과 독맥은 인체의 전・후면을 흐르고 있어 나누어진 것 같이 보이나 그 근원은 회음부, 즉 남자는 정장(精藏), 여자는 포중(胞中)으로 하나이며, 임맥과 독맥이 서로 이어져 전강후승(前降後昇)이 부단히 지속된다.

임맥에는 인체의 앞쪽 중앙으로 24개의 경혈이 분포되어 있으며, 전음과 후음 사이 회음(會陰)에서 시작하여 입술 아래 승장(承漿)에서 끝난다.

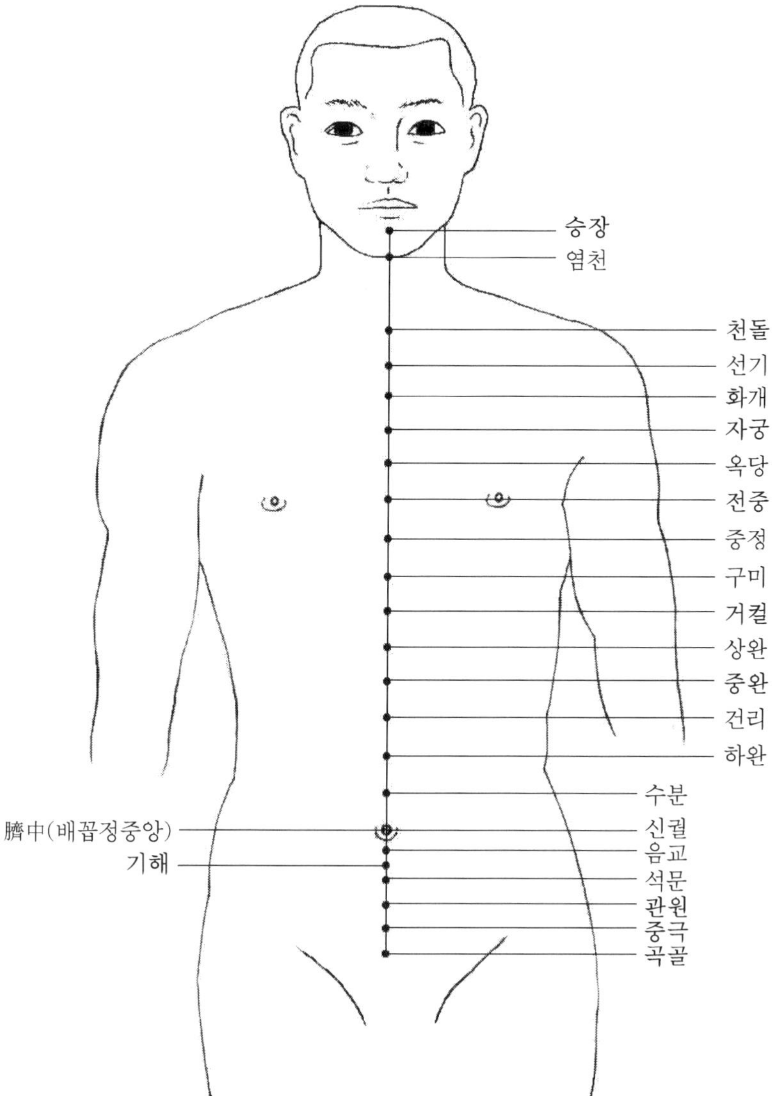

임맥(任脈)

벌침혈 : 1. 곡골 2. 중극 3. 관원 4. 기해 5. 중완 6. 거궐 7. 전중 8. 자궁 9. 천돌 10. 승장

2. 독맥(督脈)

기경팔맥 중의 하나인 독맥은 요배(腰背)의 중심을 흐르고 있어 사람의 양측(陽側)을 대표하는 곳으로 여섯 개 양경(陽經)은 모두 독맥의 대추(大椎)에서 만나며, 양경의 기혈을 조절하는 기능을 가진다.

전신의 모든 양경이 연관되어 있어 '양맥지해(陽脈之海)'라 하기도 하고, 모든 양경을 통제하고 감독한다는 뜻으로 '도강(都綱)'이라 말하기도 한다. 또한 독맥은 생식 기능을 주관하며, 뇌로 들어가고 신(腎)을 연결시키므로 뇌·척수·신(腎)의 기능을 반영한다.

그러나 경맥은 있어도 소속 장부가 없으며, 낙혈(絡穴)만 있고 기타의 오행혈이나 원혈, 극혈, 모혈, 배유혈 등이 없다. 양경이면서도 아래에서 위로 흐르고 있음이 12정경과의 차이점이다.

독맥은 인체의 배면(背面) 중앙으로 28개의 경혈이 분포되어 있으며, 꼬리뼈 밑의 장강(長强)에서 시작하여 윗입술 안쪽의 은교(齦交)에서 끝난다.

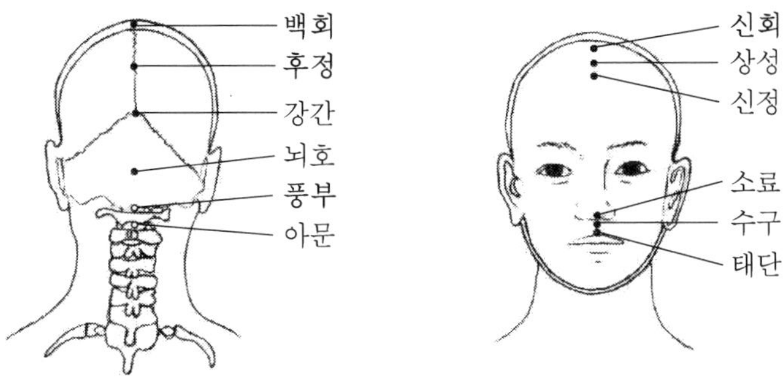

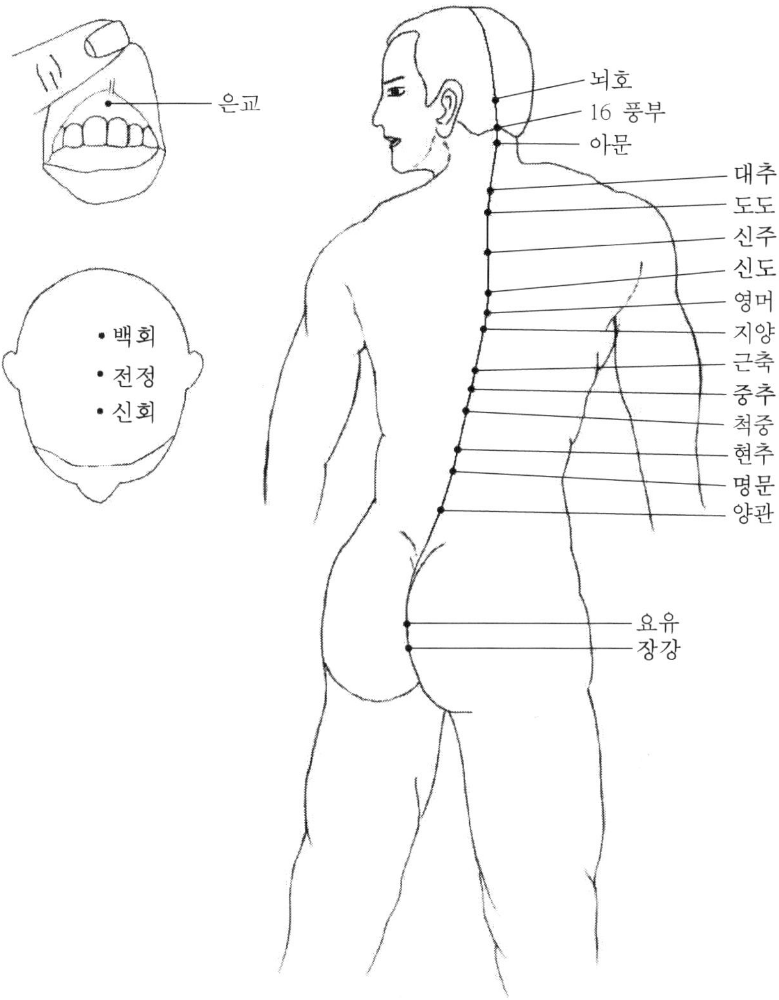

독맥(督脈)

벌침혈 : 1. 백회 2. 전정 3. 후정 4. 신회 5. 풍부
6. 대추 7. 신주 8. 신도 9. 명문 10. 중추
11. 요(腰)양관 12. 장강

3. 수태음폐경(手太陰肺經)

「황제내경(黃帝內經)」에 의하면 "폐자(肺者)는 상부지관(相傅之官)이요, 치절출언(治節出焉)이며, 기지본(氣之本)이요, 백지처(魄之處)"라 하였다. 즉, 폐는 그 위치가 모든 장부의 최고위이나 군주격이 되지 못하므로 군왕의 스승에 비유하여 상부지관이라 하였으며, 인체 내의 기(氣)의 주관처를 폐로 보고 관절의 이상을 기의 소통으로 회복시킬 수 있음과 사람의 영(靈) 중 넋(魄)은 폐의 소관임을 말하고 있다.

음(陰)에 속하고, 오행(五行) 속성상 금경(金經)인 폐경(肺經)에는 인체의 좌우로 각각 11개씩의 경혈이 분포되어 있으며, 어깨 앞쪽 중부(中府)에서 시작하여 엄지손가락의 소상(少商)에서 끝난다.

중초(中焦)의 위부(胃部) 중완(中脘)에서 시작하여 내려가 대장(大腸)에 낙(絡)하고, 다시 올라가 위상구(胃上口)를 돌아 횡격막을 뚫고 폐에 들어간 다음 다시 인후를 지나 양옆으로 나뉘어져 겨드랑이 밑에 이른다.

겨드랑이 밑에서 중부로 나와 팔 앞면의 안쪽으로 흘러 팔꿈치 안쪽 척택(尺澤)에 이르고, 팔의 엄지쪽 요골 가장자리로 해서 팔목의 맥 뛰는 자리로 들어간다. 다시 어제(魚際)를 지나 엄지손가락 안쪽 끝에 이른다.

팔목 위 열결(列缺)에서 갈라져 수양명대장경의 기시점(起始點)인 집게손가락 끝으로 연결된다. 좌우에 각각 11개씩의 소속혈이 있다.

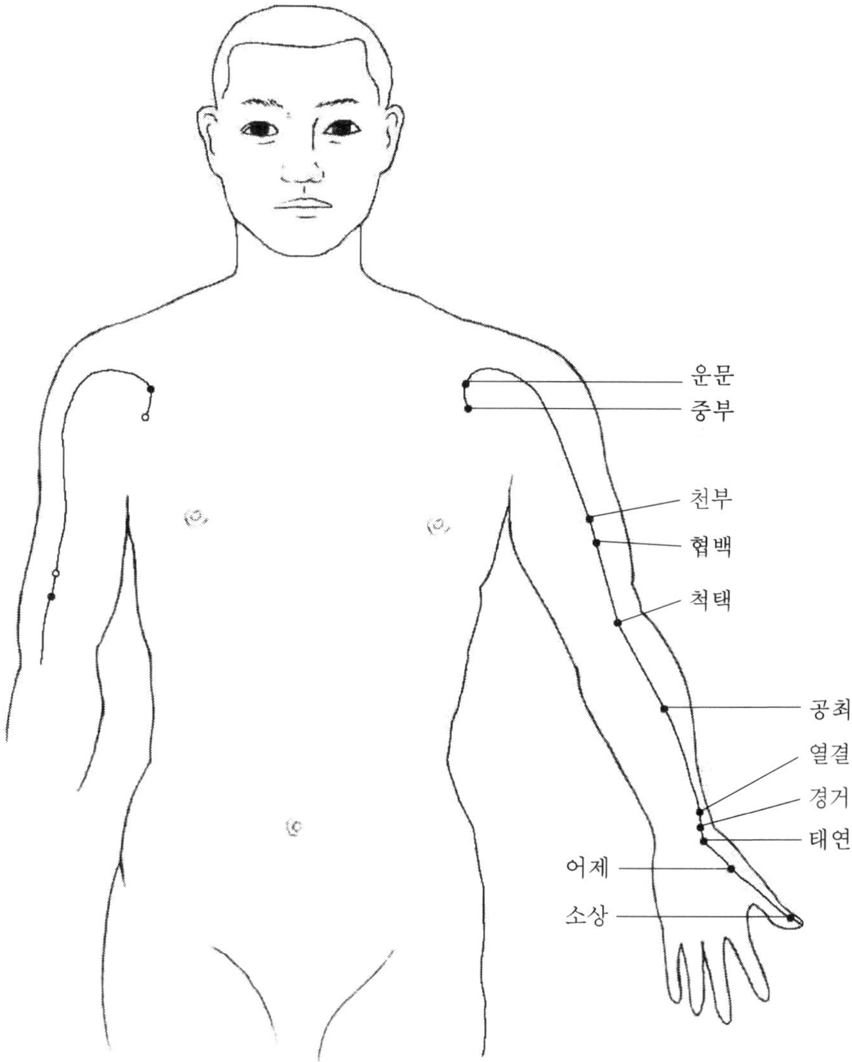

수태음폐경(手太陰肺經)

벌침혈 : 1. 중부 2. 운문 3. 협백 4. 척택 5. 공최 6. 태연 7. 어제

▶ 주요 병증

폐경의 기(氣)가 넘치거나 모자라면 가슴이 가득 찬 듯 답답하고, 숨이 가쁘면서 기침이 나고, 결분(缺盆)혈 부위가 쑤시고 아프게 된다. 시야가 흐리고, 팔에 기(氣)가 잘 돌지 못해서 차고 시리며, 저리고 쑤신다.

폐부(肺腑)에 병이 들면 폐경에 있는 혈에도 그 울림이 나타난다. 또한 기침이 나며 가래가 끓고, 기(氣)의 역상(逆上)으로 호흡이 거칠며, 마음이 번조하고 불안하다. 가슴이 답답하고, 팔뚝 안쪽으로 쑤시고 아프며, 시리거나 손바닥이 뜨겁다.

4. 수양명대장경(手陽明大腸經)

대장(大腸)은 폐와 더불어 같은 금경(金經)으로 되어 있으며, 표리(表裏)·음양(陰陽)·장부(臟腑)의 상대적인 관계를 가지고 인체의 평형을 유지한다.

이와 같이 폐와 대장의 불가분성 때문에 풍사외감(風邪外感), 표열피부병(表熱皮膚病), 인후질환(咽喉疾患) 등 호흡기의 모든 질환에 폐경의 양경(陽經)인 대장경을 활용하고 있다. 특히 폐경 주관인 기(氣)에 대해서도 대장경의 원혈(原穴)인 합곡(合谷)이 많이 쓰이며, 탈기(脫氣)가 되면 합곡 부위가 함몰되기도 한다.

양(陽)에 속하고, 오행(五行) 속성상 금경인 대장경(大腸經)에는 인체의 좌우로 각각 20개씩의 경혈이 분포되어 있으며, 검지손가락 끝의 상양(商陽)에서 시작하여 코 옆의 영향(迎香)에서 끝난다.

집게손가락 안쪽 끝 상양에서 시작하여 엄지손가락과 집게손가락 사이 합곡을 지나고, 팔목 위 엄지손가락 뒤 양 근(筋) 간의 움푹 들어간 곳 양계(陽谿)를 지나 팔뚝의 바깥쪽 가장자리로 팔꿈치 전면을 지나 어깨관절의 앞에 이른다.

다음 뒤쪽으로 넘어가 대추(大椎)에 교회(交會)한 후 다시 앞으로 와 쇄골 위쪽 오목한 자리 결분(缺盆)으로 내려간다. 결분에서 가슴으로 들어가 폐에 낙(絡)한 후 횡격막을 지나 하행 대장에 속하고, 다시 아래로 내려가 대장의 하합혈(下合穴)인 무릎 아래의 상거허(上巨虛)까지 그 기(氣)가 미친다.

결분에서 상행하여 옆 목을 거쳐 볼로 올라가며, 아래 잇몸으로

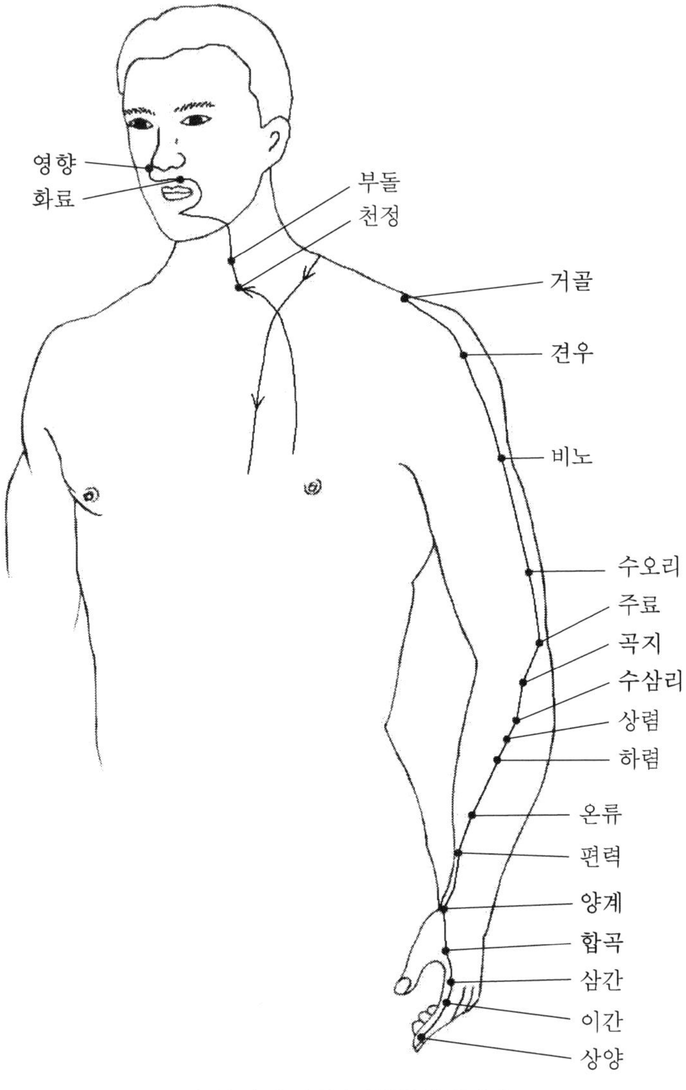

수양명대장경(手陽明大腸經)

벌침혈 : 1. 영향 2. 거골 3. 견우 4. 곡지
5. 수삼리 6. 양계 7. 합곡

들어간다. 다시 입 양쪽을 끼고 좌우로 돌아 인중에서 교차한 후 콧구멍 옆 영향(迎香)에서 족양명위경(足陽明胃經)과 만난다. 좌우에 각각 20개씩의 소속혈이 있다.

▶ 주요 병증

경맥(經脈)의 흐름이 원활하지 못하면 옆 목이 붓고, 목 안이 아프며 이빨이 아프다. 또 눈이 누렇고 입이 마르며, 코피가 나거나 목이 잠기고, 어깨 앞 팔뚝이 아프고 검지손가락이 아파 잘 움직이지 못한다.

수양명대장경의 혈로써 다스릴 수 있는 병증은 눈이 흐리거나 누렇고 입이 마르며, 콧물이 많이 흐르거나 코피가 터지는 것 등이다.

5. 족양명위경(足陽明胃經)

「황제내경(黃帝內經)」에 의하면 "위자(胃者)는 창름지관(倉廩之官)이요, 수곡지해(水穀之海)이며, 육부지대원(六腑之大原)"이라 하였다. 섭취한 음식물이 위에 모이고, 여기서 오장의 기(氣)가 되는 곡기(穀氣)가 양성되어 폐부(肺腑)로 전달되기 때문이다. 또한 곡기 중에서 생성된 기(氣)가 인체 내 외부에 산포되어 운행되고 있으니 기(氣) 생성의 근원이 바로 위(胃)인 것이다.

위(胃)는 비(脾)와 더불어 중앙 토(土)에 속하며, 오행상 토는 오행을 아우르게 하는 작용을 하여 인체의 모든 장부를 편안하고 균형 있게 유지시켜 주는 역할을 한다.

양(陽)에 속하고, 오행 속성상 토경(土經)인 위경(胃經)에는 인체의 좌우로 각각 45개씩의 경혈이 분포되어 있으며, 눈 밑의 승읍(承泣)에서 시작하여 둘째발가락 끝 여태(厲兌)에서 끝난다.

대장경 종점인 코 양옆 영향(迎香)에서 시작하여 코를 끼고 좌우로 올라가 비근부(鼻根部)에서 만난 다음 정명(睛明)에서 족태양방광경(足太陽膀胱經)과 만난다. 그 후 코의 가장자리로 돌아 내려와 윗잇몸에 들어가고, 입술을 돌아 입 양쪽 모서리를 거쳐 밑으로 돌아 내려와 입술 밑 오목한 자리에서 임맥 끝 승장(承漿)에서 만난다.

그 다음 아랫턱뼈를 따라 저작근(咀嚼筋) 가장자리 대영(大迎)에 이른 후 턱 위로 흘러 광대뼈 아래쪽 가장자리를 돌아 아랫턱과 귀 앞 광대뼈 가장자리로 올라가 족소양담경(足少陽膽經)의 상관(上關)과 만나고, 머리털이 난 가장자리를 돌아 족소양담경의 현리

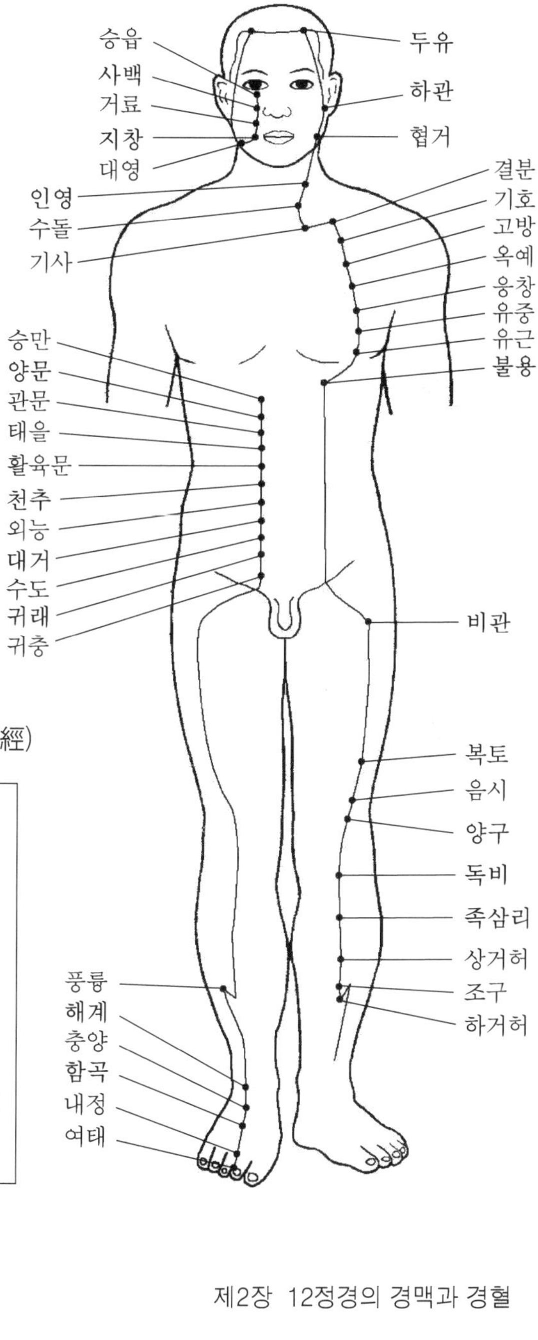

족양명위경(足陽明胃經)

벌침혈

1. 두유 2. 사백
3. 지창 4. 하관
5. 인영 6. 불용
7. 양문 8. 천추
9. 귀래 10. 대거
11. 비관 12. 양구
13. 독비 14. 족삼리
15. 해계 16. 함곡

(懸鼇), 함염(頷厭)과 만난 후 두유(頭維)를 지나 이마로 가서 독맥(督脈)의 신정(神庭)과 만난다.

대영(大迎) 앞쪽에서 옆 목을 따라 내려가 인영(人迎)에 이르고, 기도(氣道)를 따라 내려가다 뒤로 돌아 독맥의 대추를 거쳐 돌아와 쇄골 위쪽 움푹 파인 곳 결분(缺盆)에 닿는다. 결분에서 흉강(胸腔)으로 들어가 횡격막을 거쳐 위(胃)에 속하고, 비(脾)에 낙(絡)한다.

비(脾)에 낙(絡)한 후 직행하여 상행한 줄기는 결분에서 체표로 나와 젖꼭지를 지나고 배꼽 옆으로 내려와 음모(陰毛) 양측의 가랑이 주름진 자리 기충(氣衝)에 이른다.

지맥(支脈)이 위하구(胃下口) 유문부(幽門部)에서 뱃속을 지나 내려가 배의 아래 가랑이 쪽의 맥 뛰는 곳 기충에 이르러 밖으로 흐르는 맥과 합한 후 계속하여 허벅다리 앞쪽으로 내려가 정강이 바깥쪽 앞을 지나 발등으로 내려가고, 둘째발가락 끝 여태(厲兌)에서 끝난다.

또 그 지맥 일부는 위(胃)의 하합혈(下合穴)인 무릎 아래 3촌 족삼리(足三里)에서 갈라져 나와 가운데 발가락 외측 끝으로 나온다. 발등의 충양(衝陽)에서 다시 한 지맥이 갈라져 나와 엄지발가락 안쪽으로 달려 족태음비경(足太陰脾經)의 은백(隱白)과 접합한다. 좌우에 각각 45개씩의 소속혈이 있다.

▶ 주요 병증

경맥(經脈)의 흐름이 원활하지 못하면 코피가 나고, 입이 돌아가거나 입술이 헐고, 목이 붓고 아프다. 무릎이 붓고 아프며, 가슴 젖 기충(氣衝) 부위와 허벅다리와 종아리, 전외측 발등이 아프고, 가운데 발가락을 쓰지 못한다. 병이 깊으면 종아리의 혈류가 원활하지 못하여 굳고, 시리고 저리다.

족양명위경의 병증은 피와 관련된 경우가 많다. 병이 일어나면 오싹오싹 춥고 떨리며, 하품을 자주 하고, 허리를 자주 편다. 얼굴이 누렇고 사람 만나기를 싫어하고, 등불을 좋아하고, 나무그릇 부딪히는 소리에도 놀라서 가슴이 뛰고, 마음이 편치 않고, 홀로 문을 닫고 방에서 잠만 잔다.

병이 깊어지면 높은 곳에 올라가 노래를 부르거나 옷을 벗고 뛰어다닌다. 배가 붓고 트림이 나며, 위장에서 소리가 난다. 또한 흥분을 잘 하고, 열병 학질에 잘 걸리며, 땀이 많이 나고 복수가 찬다.

6. 족태음비경(足太陰脾經)

「황제내경(黃帝內經)」에 의하면 "비자(脾者)는 간의지관(諫議之官)이요 지주출언(智周出焉)"이라 하였다. 즉, 마음 속에는 생각이 있는데 이것을 의(意)라 하고, 의중에서 지(智)가 나오고 만사는 지로부터 이루어진다는 뜻이다. 또한 비(脾)는 소화작용의 조절 본부이며, 인체 급양(給養)의 근원처라 할 수 있으므로 서양 의학상 비장(脾臟)만을 지칭하는 것이 아니라 비장/췌장을 포함한 소화기관 전반을 말한다고 하겠다.

비(脾)는 중앙 토(土)로서 사지를 주관한다 하였는데, 사지는 비위(脾胃), 즉 소화기계와 밀접한 관계가 있어 소화장애가 있을 때 팔다리가 권태감이 오고, 어린이가 팔다리를 움직여서 소화작용을 촉진하는 것은 비(脾)가 위(胃)와 더불어 소화작용을 조절하고 있음을 나타내는 것이라 하겠다.

음(陰)에 속하고, 오행 속성상 토경(土經)인 비경(脾經)에는 인체의 좌우로 각각 21개씩의 경혈이 분포되어 있으며, 엄지발가락 안쪽 은백(隱白)에서 시작하여 옆구리의 대포(大包)에서 끝난다.

엄지발가락 안쪽 끝 은백에서 시작하여 그 안쪽 적백육제(赤白肉祭)를 따라 엄지발가락 본절(大趾本節) 뒤를 지나 위로 올라가 안쪽 복사뼈 앞쪽 가장자리를 지나 경골(脛骨) 안쪽 뒤 가장자리를 타고 올라가다가 발목 안쪽으로부터 8촌 되는 곳에서 족궐음간경(足厥陰肝經)을 넘어 앞쪽으로 나오고, 무릎을 거쳐 넓적다리 안쪽 앞으로 올라 가랑이 사이를 지나 뱃속으로 들어간다.

가랑이에서 뱃속으로 따라 들어가 임맥(任脈)의 중극(中極), 관

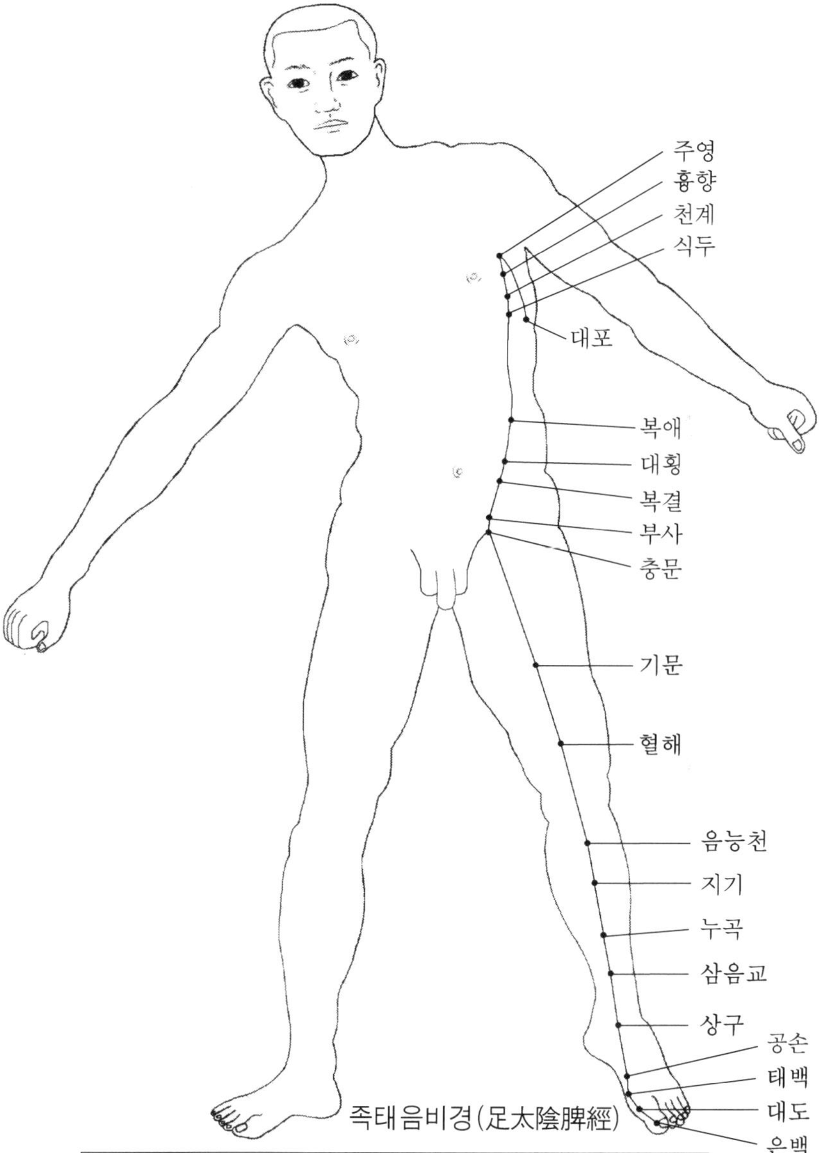

족태음비경(足太陰脾經)

벌침혈 : 1. 기문(요실금) 2. 혈해 3. 음능천 4. 삼음교
5. 상구 6. 대도 7. 태백 8. 은백(혈압)

원(關元), 하완(下脘) 등과 교회하면서 올라가 비(脾)에 속한 다음 위(胃)에 낙(絡)하고, 명치를 거쳐 식도를 따라 올라가 혀뿌리에 이르러 혀 밑에 넓게 퍼진다.

한 갈래는 위(胃)에서 갈라져 명치를 지나 위로 횡격막을 뚫고 올라가 심장으로 들어가며, 수소음심경(手少陰心經)과 이어진다. 좌우에 각각 21개씩 소속혈이 있다.

▶ 주요 병증

경맥의 흐름이 원활하지 못하면 혀뿌리가 뻣뻣하고, 음식을 먹으면 넘어오거나, 위부가 붓고 당기며 트림이 많게 된다. 온몸이 나른하고 무겁고, 몸을 움직일 수 없고, 오래 서 있지 못하고, 종아리와 넓적다리가 붓고, 시리고, 엄지발가락을 움직이지 못한다.

윗배가 쓰리거나 울렁거리며 멀미, 헛배, 트림, 가슴이 답답하고 명치끝이 아프고 소화가 잘 안 된다. 대변이 무르고 설사가 있거나 단내가 나고, 뱃속에 덩어리가 있고, 밥을 적게 먹고, 소변이 잘 통하지 않으며, 황달이 있고 잠을 잘 자지 못한다.

7. 수소음심경(手少陰心經)

「황제내경(黃帝內經)」에 의하면 "심(心)은 군주지관(君主之官)이요, 신명출언(神明出焉)이고, 신지변야(神之變也)"라 하였다. 군주지관(君主之官)이라 함은 심(心)이 오장육부를 주관하고 있음을 말하는데, 이는 장부나 각부 조직에 동맥·정맥이 분포되어 있어 혈액이 순환되면서 소화기로부터의 영양물질, 호흡기로부터의 산소, 내분비계로부터의 각종 호르몬을 혈액으로 화생(化生)시켜 공급하고, 물질대사의 보조·항독·살균 등 생명유지에 필요 불가결한 활동을 하고 있음을 말한다. 신명출언(神明出焉)이란 심(心)은 신이 깃들어 있는 곳이고, 영(靈)이 쉬는 곳이며, 모든 형질의 신기는 심(心)에서 시작됨을 말하고 있다.

소문(素問) 「오운대론(五運対論)」에서는 신명을 일월성진(日月星辰)이라 하고, 천지의 동정(動靜)은 신명이 그 기강이라 하였다. 그리고 소문(素問) 「경맥별론(經脈別論)」에서는 신명을 신묘(神妙), 영명(靈明)이라 하였다. 그러므로 심(心)은 모든 정신작용을 총괄하는 본부라고 할 수 있다. 따라서 심(心)에 이상이 있을 시에는 바로 오장에 그 영향이 미치게 되는 것이다.

음(陰)에 속하고, 오행 속성상 군화경(君火經)인 심경(心經)에는 인체 좌우로 각각 9개씩의 경혈이 분포되어 있으며, 겨드랑이 아래 극천(極泉)에서 시작하여 새끼손가락의 소충(少衝)에서 끝난다.

심중(心中)으로부터 일어나서 심계(心系)에 속하고, 밑으로 횡격막을 거쳐 소장에 낙(絡)한다. 심계에서 갈라져 나와 식도를 끼고 상행하여 목계(目系)로 이어진다. 목계에서 내려와 직행한 경맥은

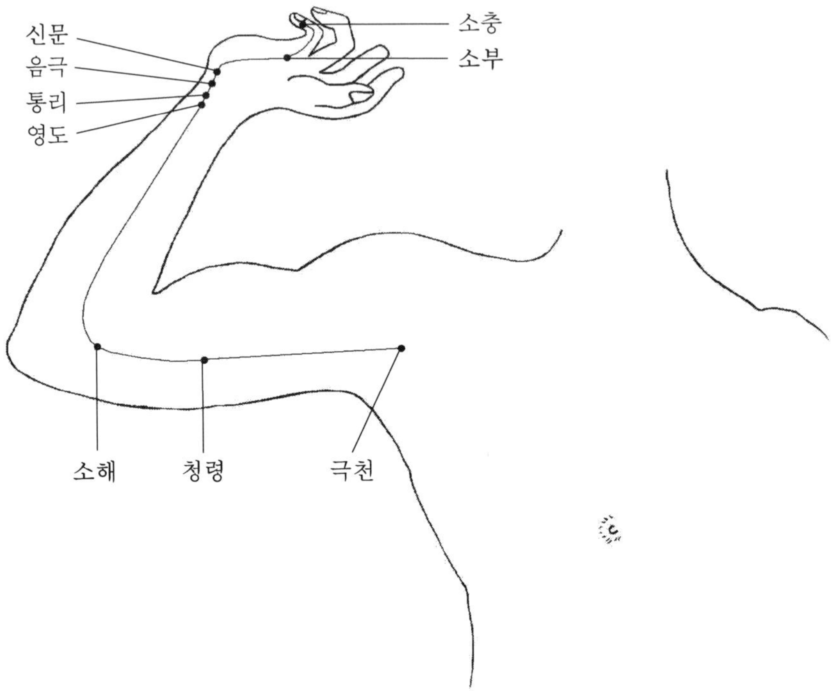

수소음심경(手少陰心經)

벌침혈 : 1. 극천 2. 청령 3. 소해 4. 신문 5. 소부

다시 심계를 거쳐 상행하여 폐를 지나 겨드랑 밑 극천으로 들어간다.

겨드랑 밑 극천으로 나와서 수궐음경(手厥陰經) 뒤로 팔 앞쪽의 뒷면 가장자리를 따라 내려와 손바닥 가장자리로 들어가 새끼손가락 안쪽 끝 소충으로 나와 수태양소장경(手太陽小腸經)과 이어진다. 좌우에 각각 9개씩의 소속혈이 있다.

▶ 주요 병증

경맥(經脈)의 흐름이 원활하지 못하면 인후가 건조하고 심장부가 아프며, 목이 말라 물을 찾게 된다. 그리고 전비부(前臂部)의 기혈역조(氣血逆阻)가 생기며 마목(痲木), 시리고 저린 통증이 나타난다.

심(心)에 관련된 병증으로는 눈이 누렇고 가슴과 옆구리에 통증이 있으며, 팔을 구부릴 때에는 팔 뒤쪽 가장자리가 아프고, 팔이 싸늘해지고 손바닥이 뜨겁다.

8. 수태양소장경(手太陽小腸經)

「난경(難經)」 난(難)에 의하면 "심(心)은 영혈(營血)을 주관하고, 폐(肺)는 위기(衛氣)를 주관하며, 양자는 모두 양기(陽氣)를 통행시키는 작용을 하기 때문에 횡격막 위에 있고, 대장과 소장은 탁음지기(濁陰之氣)를 전도하여 아래로 내려보내므로 횡격막 아래에 있다"고 하여 상하로 상합되는 위치에서의 생리작용을 설명하고 있다.

또한 「내경(內經)」에 의하면 "소장자(小腸者)는 수성지관(受盛之官)이요, 화물출언(化物出焉)"이라 하였다. 수성지관이란 영양을 흡수하여 인체를 급양하는 기관이란 뜻이며, 화물출언이란 거친 음식물을 위로부터 받아 청탁(淸濁)을 분별한 후 수액(水液)은 전음(前陰)으로 배출시키고, 찌꺼기는 대장을 거쳐 대변으로 배출시키는 것을 설명한 것이다.

양(陽)에 속하고, 오행 속성상 군화경(君火經)인 소장경(小腸經)에는 인체의 좌우에 각각 19개씩의 경혈이 분포되어 있으며, 새끼손가락의 외측단 소택(少澤)에서 시작하여 귀 앞의 청궁(聽宮)에서 끝난다.

새끼손가락 바깥쪽 끝 소택에서 시작하여 손의 가장자리를 지나 손등 뒤쪽으로 손목을 지나고, 척골(尺骨) 모서리를 거쳐 팔꿈치 뒤 안쪽 두 뼈 사이로 나와 팔뚝 뒤쪽 가장자리로 흐른다. 위 팔뚝 바깥쪽 어깨모서리를 거쳐 어깨부위를 두루 돌아 감싸고, 제7경추 아래 대추(大椎)에서 만난 다음 앞으로 빗장뼈 오목한 자리 결분으로 들어간다.

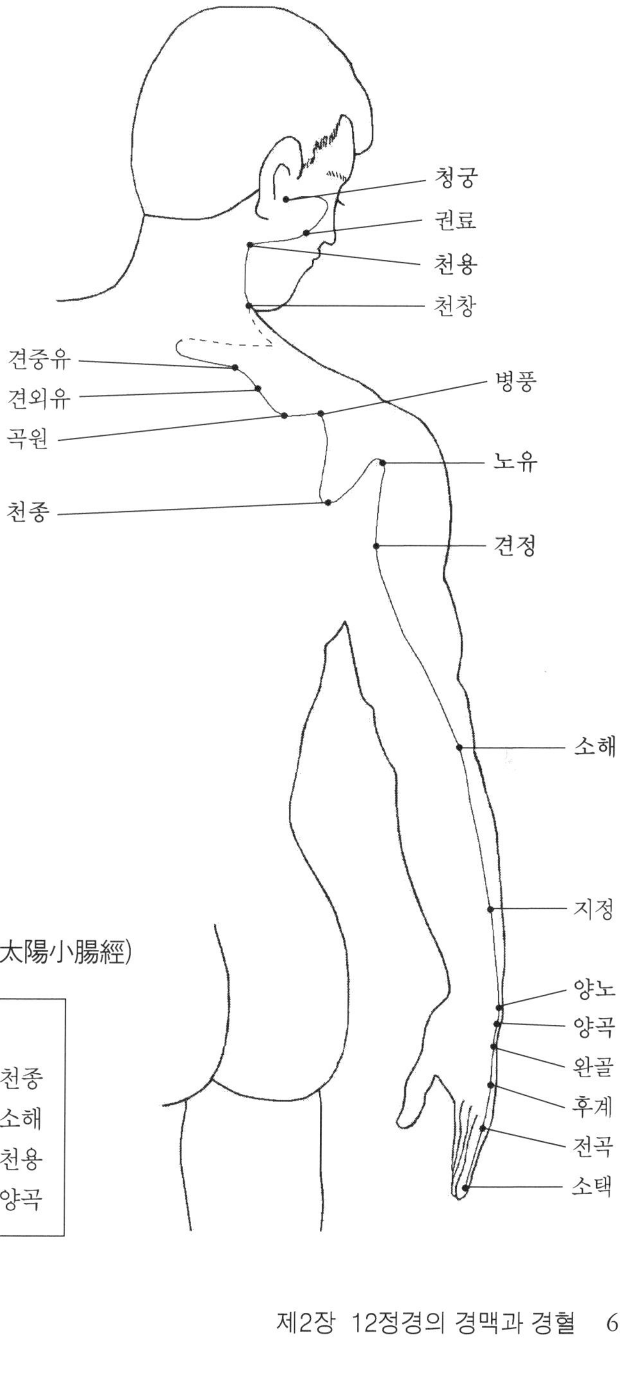

수태양소장경(手太陽小腸經)

벌침혈

1. 청궁 2. 천종
3. 견정 4. 소해
5. 노유 6. 천용
7. 양노 8. 양곡

결분에서 체내로 들어가 심장에 낙(絡)하고, 식도를 따라 내려가 횡격막을 지나 위(胃)에 이른 후 상완, 중완혈 깊은 곳에서 임맥과 만나고 소장에 속한다. 그 기(氣)는 아래로 내려가 소장의 하합혈(下合穴)인 무릎 아래 하거허(下巨虛)까지 미친다.

한 갈래는 결분에서 다시 목 위로 올라 흉쇄유돌근 뒤로 해서 뺨을 지나 눈 바깥쪽을 거쳐 귓속으로 들어간다. 또 한 갈래는 턱에서 갈라져 코 뿌리를 거쳐 눈 안쪽 모서리 청명(睛明)에서 족태양방광경(足太陽膀胱經)과 이어진다. 좌우에 각각 19개씩의 소속혈이 있다.

▶ 주요 병증

경맥(經脈)의 흐름이 원활하지 못하면 목구멍이 아프고, 귀가 먹고, 뺨이 붓고, 턱 밑이 부어 고개를 돌리지 못하고, 팔이 마치 부러진 것처럼 아파서 들지 못하고, 고환이 당기고, 어깨가 빠지는 것 같고, 목과 턱 아래, 어깨죽지뼈, 위 팔뚝, 팔의 뒤쪽 가장자리가 아프다.

소장경의 침혈들은 진액과 관련된 병증을 다스리는데, 그 증상은 난청에 귀가 먹기도 하고, 눈동자가 누렇고 흐리며, 아랫배가 팽팽하면서 허리까지 이어 아프거나, 고환이 당기면서 아랫배가 아프다.

9. 족태양방광경(足太陽膀胱經)

「황제내경(黃帝內經)」에 의하면 "방광(膀胱)은 주도지관(州都之官)으로서 진액을 저장하고, 기화(氣化) 기능을 통해 소변을 체외로 배출한다"고 하였다. 본경(本經)은 물론 방광에 근간을 두고 있으나 흐름이나 치유효과를 보면 오장육부의 진단과 치료에 긴요한 경락이다.

방광경은 목내자(目內眥)에서 시작하여 두부와 척주의 양방을 각각 흐르고 있으며, 하지의 뒤쪽 정중선을 거쳐 발뒤꿈치 외측을 지나 새끼발가락 외단(外端)에 이르렀기 때문에 그 유주상에 발생되는 일체의 질환에 응용되지만, 그 중에서도 특히 척주 양방에 위치한 배유혈(背兪穴)은 오장육부의 이상상태를 압통이나 색채 또는 기복(起伏) 등으로 진단, 치료하는 데 많이 사용하고 있다.

양(陽)에 속하고, 오행 속성상 수경(水經)인 방광경(膀胱經)에는 인체의 좌우로 각각 67개씩의 경혈이 분포되어 있으며, 눈 안쪽 끝 청명(睛明)에서 시작하여 새끼발가락의 지음에서 끝난다. 눈 안쪽 모서리 청명에서 일어나 위로 이마로 올라가 머리 정수리 백회(百會)를 지난다.

한 갈래는 머리 정수리에서 나와 양쪽으로 갈라져 귀 윗부분 이상각(耳上角)으로 내려온다. 머리 정수리에서 큰 줄기는 곧게 내려와 뇌로 들어가 얽고, 다시 뒷목을 돌아 천주(天柱)에서 두 갈래로 나뉘어 하행한다. 한 갈래는 하행하여 독맥 대추(大椎)에서 만난 후 견갑내측을 따라 척추 양옆 1.5촌으로 나란히 내려와 흐른다. 척추 양옆으로 근육을 따라 몸 속으로 깊게 들어가 신(腎)에 이르러

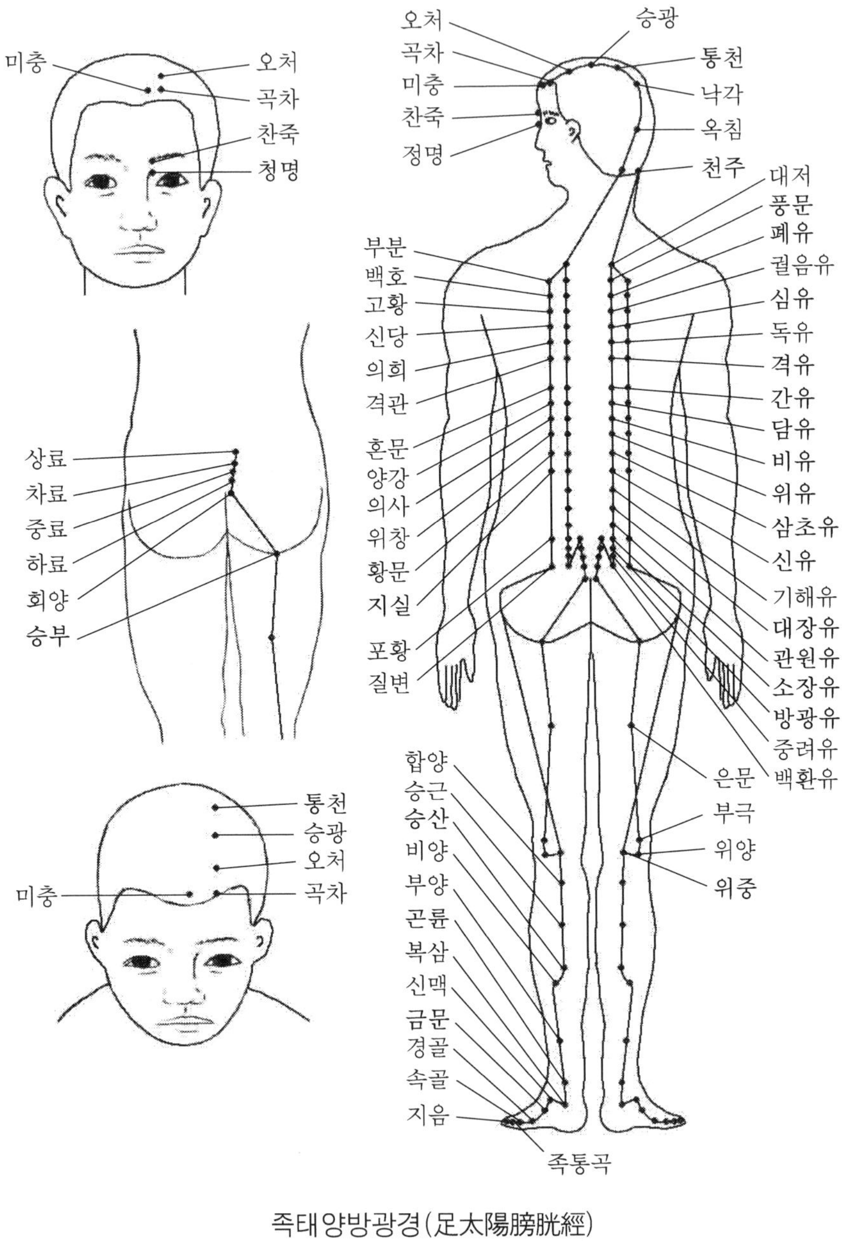

족태양방광경(足太陽膀胱經)

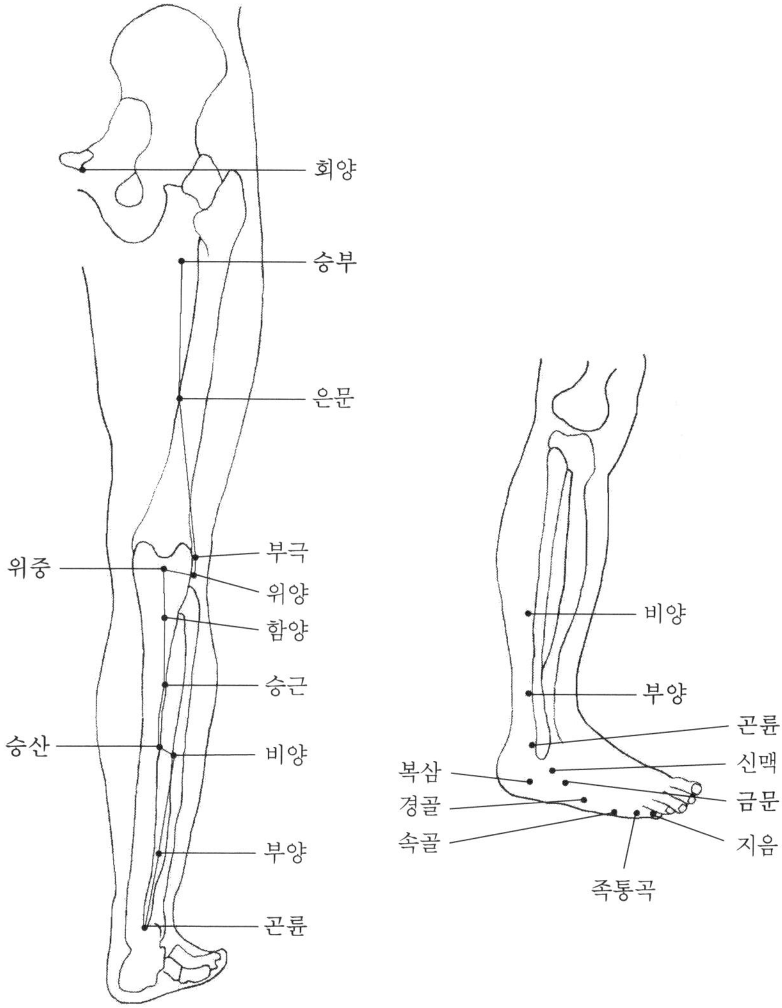

족태양방광경(足太陽膀胱經)

벌침혈 : 1. 청명 2. 통천 3. 천주 4. 풍문 5. 폐유 6. 심유
7. 격유 8. 간유 9. 담유 10. 비유 11. 위유 12. 삼초유
13. 신유 14. 대장유 15. 관원유 16. 소장유 17. 방광유
18. 승부 19. 위중 20. 승산 21. 곤륜 22. 금문 23. 지실

낙(絡)하고, 방광에 속한다.

다른 작은 갈래는 허리에서 나와 양쪽 척추를 따라 아래로 흐르다 엉덩이를 관통하여 방광경의 하합혈(下合穴)인 오금 한가운데 위중(委中)으로 들어간다. 계속하여 목 뒤에서 갈라진 또 다른 갈래는 견갑골 안쪽 가장자리를 따라 등뼈에서 양옆으로 각각 3촌 너비로 내려간다.

엉치를 돌아 엉덩이 환도를 지나 넓적다리 바깥 뒤쪽 가장자리를 지나 밑으로 내려가 오금에서 앞의 갈래와 만나고, 밑으로 내려가 비장근을 지나 다시 바깥쪽 복사뼈 뒤 곤륜(崑崙)으로 나와 발의 외측 가장자리로 흘러 새끼발가락 끝 지음(至陰)으로 나와서 족소음신경(足少陰腎經)과 이어진다. 좌우에 각각 67개씩의 소속혈이 있다.

▶ 주요 병증

경맥(經脈)의 흐름이 원활하지 못하면 머리가 무겁고 아프고, 눈이 빠지는 듯 쑤시고 아프며, 뒷덜미가 당긴다. 고환이 당기고 뻗치고 아프며, 등뼈와 등줄기, 허리가 쑤시고 아프다. 고관절을 구부리기 어렵고, 오금이 뭉쳐 무릎이 잘 굽혀지지 않고 장딴지가 갑자기 뒤틀려 굳어 터지는 듯이 아프다. 바깥 복사뼈 부위에 기혈조역(氣血阻逆)이 생기면 발이 시리고 굳거나 저리고 쑤신다.

방광경의 침혈들은 주로 뒷목, 등, 허리의 근(筋)과 관련된 병증을 다스린다. 주요 증상은 치질, 학질, 또는 미쳐 날뛰거나, 소변이 돌지 않거나, 막히거나, 또는 소변을 지리고, 눈물이 많고, 눈이 노랗고 코피가 난다.

10. 족소음신경(足少陰腎經)

소문(素問) 「영란비전론(靈蘭秘典論)」에 의하면 "신(腎)은 작강지관(作强之官)으로 기교가 여기에서 나온다"고 하였다. 작강(作强)의 작(作)은 동작을 뜻하고, 강(强)은 부하능력(負荷能力)이다. 기교는 정교하고 영민하다는 뜻이다. 신기(腎氣)가 충만하여 정(精)과 수(髓)가 넉넉하면 정신이 맑고 민첩하여 영민할 뿐만 아니라 근골(筋骨)이 튼튼하고 동작에 힘이 있다.

본경(本經)은 물론 신장을 중심으로 한 경락이지만, 신장을 단순한 비뇨기로 보는 서양 의학적 견해와는 달리 생명의 근원이라고 보고 있다. 즉, 신수(腎水)는 심화(心火)가 인체의 생명유지 작용을 계속할 수 있도록 하여 주는 기름인 것이다.

음(陰)에 속하고, 오행 속성상 수경(水經)인 신경(腎經)에는 인체의 좌우로 각각 27개씩의 경혈이 분포되어 있고, 발바닥의 용천(湧泉)에서 시작하여 윗가슴 쇄골 아래의 유부(兪部)에서 끝난다.

새끼발가락 아래서 일어나 발바닥 한가운데로 비스듬히 흘러 족심(足心)의 용천을 지나 연곡(然谷)으로 나와 안쪽 복사뼈 뒤로 한 바퀴 돌아 발뒤축 가운데로 나뉘어 들어가고, 위로 종아리 안쪽 뒤 가장자리로 올라가 오금 안쪽 두 힘줄 사이로 나와 넓적다리 안쪽의 뒤편으로 돌아 올라가, 꼬리뼈 아래에 이르러 독맥의 장강(長强)에 이른 다음 몸 속으로 들어간다. 장강에서 등뼈 속으로 들어가 신(腎)에 속하고, 방광에 낙(絡)한 후 임맥의 관원(關元)과 중극(中極)에 모인다.

한 갈래는 넓적다리 안쪽의 끝에서 나와 배꼽을 끼고 가슴을 따라 올라 쇄골 바로 밑의 유부(兪部)에 도달한다. 신(腎)에서 위로 올라온 경맥은 계속해서 간을 지나 옆으로 명치와 횡격막을 거쳐 폐로 들어가 인후를 타고 올라가 혀뿌리 양쪽에 닿는다. 폐에서 갈라져 나온 지맥은 심장으로 감싸 가슴 한가운데로 흘러 수궐음심포경(手厥陰心包經)으로 이어진다. 좌우에 각각 27개씩의 소속혈이 있다.

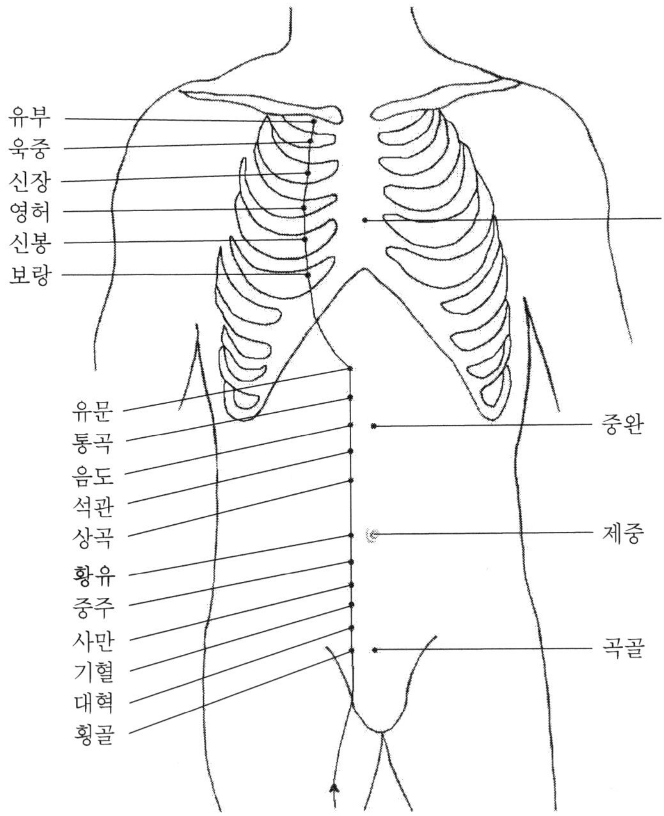

족소음신경(足少陰腎經)

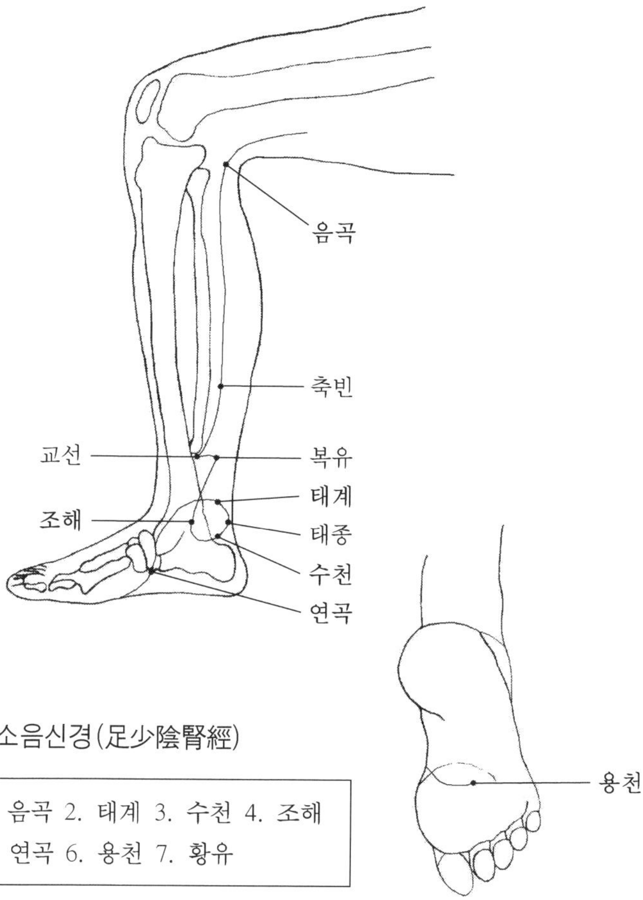

족소음신경(足少陰腎經)

벌침혈 : 1. 음곡 2. 태계 3. 수천 4. 조해 5. 연곡 6. 용천 7. 황유

▶ 주요 병증

경맥(經脈)의 흐름이 원활하지 못하면 등과 허리 척추뼈 등이 아프고, 허벅지 내측 뒷부분이 쑤시고 아프거나 저리고 시리며, 발이 시리거나 저리고 힘이 없고, 입 안에 열이 있고, 입과 혀가 마르고, 목 속이 붓고 아프며, 발바닥에서 열이 나고 아프다.

족소음신경의 병증은 신(腎)과 관련된 경우가 많다. 그 병증은 배가 고파도 먹고 싶지 않고, 얼굴색이 검게 되고 숨이 차고, 천식·기침·각혈이 나타나며, 머리가 어지럽고 가슴이 텅빈 것 같으며 불안하다. 신기(腎氣)가 허할 경우 잘 놀라고, 마치 적장에게 붙잡힌 것 같은 공포심을 갖게 된다. 그리고 골(骨) 깊은 곳에 기혈조역(氣血阻逆)이 생기면 마비나 시리고 저린 통증이 일어나게 된다.

11. 수궐음심포경(手厥陰心包經)

간(肝)·심(心)·비(脾)·폐(肺)·신(腎)의 오장(五臟)은 분명한 형태의 상이 있는데 반하여, 심포(心包)는 해부학적 규명이 안 되는 기능상으로 가정된 조직으로 밖에 볼 수 없어서 실로 불투명한 점이 있다. 원(元)의 활백인(滑佰仁)은 수궐음심포경이 심경(心經)의 작용을 대행하는 기능상의 칭호라 하였다. 그러므로 심(心)은 군왕의 상징적 존재로 본다면, 심포(心包)는 재상격이 된다고 하겠다. 즉, 심포는 심(心)의 대행기관으로서 전신 조절작용에 관여하며, 아울러 심을 보호하여 화경(火經)에 사기(邪氣)가 침입할 시 방어적 역할을 한다.

음(陰)에 속하고, 오행 속성상 상화경(相火經)인 심포경(心包經)에는 인체의 좌우로 각각 9개씩의 경혈이 분포되어 있으며, 젖꼭지 옆의 천지(天池)에서 시작하여 가운데 손가락의 중충(中衝)에서 끝난다.

가슴에서 시작되어 심포(心包)에 속하고, 상초(上焦)·중초(中焦)·하초(下焦) 삼초에 낙(絡)한다. 그 중 한 갈래의 지맥(支脈)은 가슴에 넓게 퍼져 얕게 드러나 갈비와 옆구리에 펼쳐져 위로 올라와 겨드랑이 밑 3촌 천지(天池)에서 체표로 나와 겨드랑이를 거쳐 수태음과 수소음 사이, 즉 팔 안쪽 중앙으로 달려 팔꿈치에 이르고, 밑으로 손목을 지나 손바닥의 노궁(勞宮)에 들어가서 가운데 손가락 끝 중충으로 나온다. 그 중 또 하나의 지맥은 손바닥에서 갈라져 넷째손가락 끝 관충(關衝)으로 가서 수소양삼초경(手少陽三焦經)과 만난다. 좌우에 각각 9개씩의 소속혈이 있다.

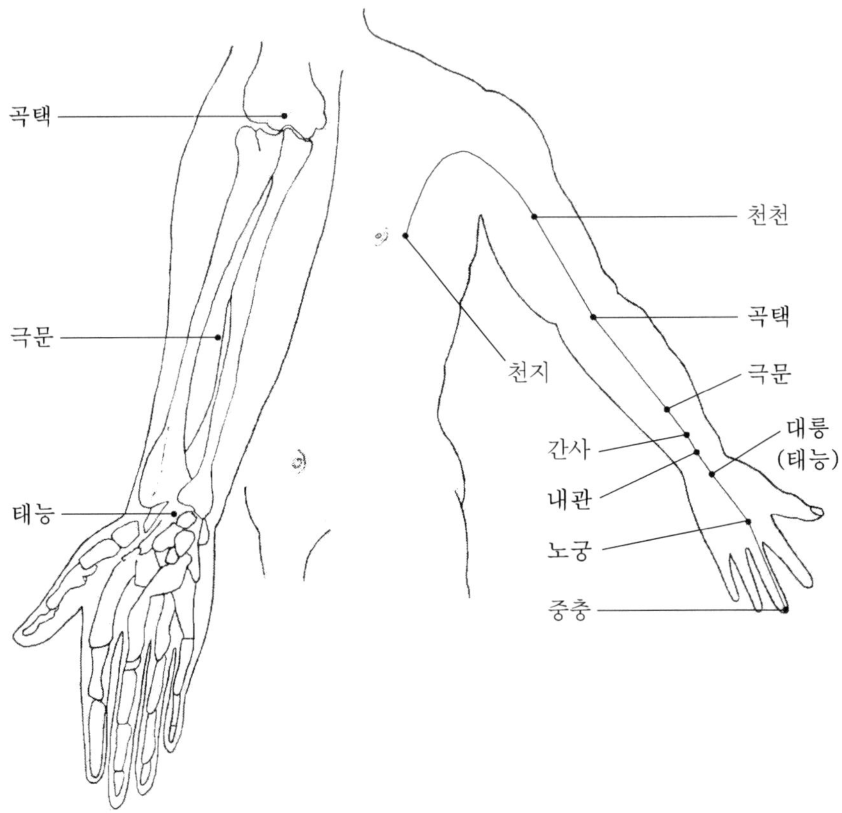

수궐음심포경(手厥陰心包經)

벌침혈 : 1. 곡택 2. 극문 3. 내관 4. 태능 5. 노궁

▶ 주요 병증

경맥(經脈)의 흐름이 원활하지 못하면 얼굴이 붉고 겨드랑이 임파가 붓기도 하며, 팔뚝 앞에서 팔꿈치까지 저리고 굴신(屈伸)이 어렵다. 겨드랑이 밑이 붓고 손바닥이 뜨겁다.

심포경의 침혈들은 주로 맥(脈)과 관련된 질환을 치료한다. 그 증상은 가슴과 옆구리가 그득하면서 아프고, 가슴이 크게 뛰면서 답답하고 불안하며, 얼굴이 붉고 눈이 누렇게 되고, 웃음을 멈추지 못한다.

12. 수소양삼초경(手少陽三焦經)

삼초경(三焦經)은 심포경(心包經)과 표리관계(表裏關係)인 양경(陽經)으로서 두 장부(臟腑)가 같이 해부학적 조직이 없는 기능상의 장부로, 두 경락이 모두 전신 조절작용을 하는 것이 그 특징이라 하겠다.

난(難)에 의하면, 상초(上焦)는 그 형상이 안개와 같고, 위치는 심하(心下) 횡격막의 아래에 있는 위(胃)의 상부이나 작용은 납입만 하고 배출하지 않는 것을 주관한다 하였으며, 치료점은 전중(膻中)이라 하였다. 중초(中焦)는 그 형상이 물거품과 같다 하였고, 중완(中脘)에 위치하여 음식물은 소화시키고 영양을 흡수한다. 치료점은 천추(天樞)라 하였다. 하초(下焦)는 그 형상이 도랑과 같다 하였고, 위치는 배꼽 아래에서 방광상구(膀胱上口)로 청탁을 분별하여 체외로 배출시키고 다시 받아들이지 않는다. 치료점은 음교(陰交)라 하였다.

실제 침뜸 임상에서 이 세 곳은 공히 상・중・하 삼초 병변의 치료에 상용하는 혈위가 된다. 양(陽)에 속하고, 오행 속성상 상화경(相火經)인 삼초경(三焦經)에는 인체의 좌우로 각각 23개씩의 경혈이 분포되어 있으며, 넷째손가락의 관충(關衝)에서 시작하여 눈썹 바깥의 사죽공(絲竹空)에서 끝난다.

넷째손가락 끝 관충에서 시작하여 손등으로 흘러 손목마디 한가운데를 거쳐 척골(尺骨)과 요골(橈骨) 사이를 지나고, 계속해서 팔꿈치 끝을 넘어서 팔 외측을 따라 어깨에 이르러 족소양담경(足少陽膽經)의 견정(肩井)과 만나고, 독맥의 대추(大椎)에 모여 어우

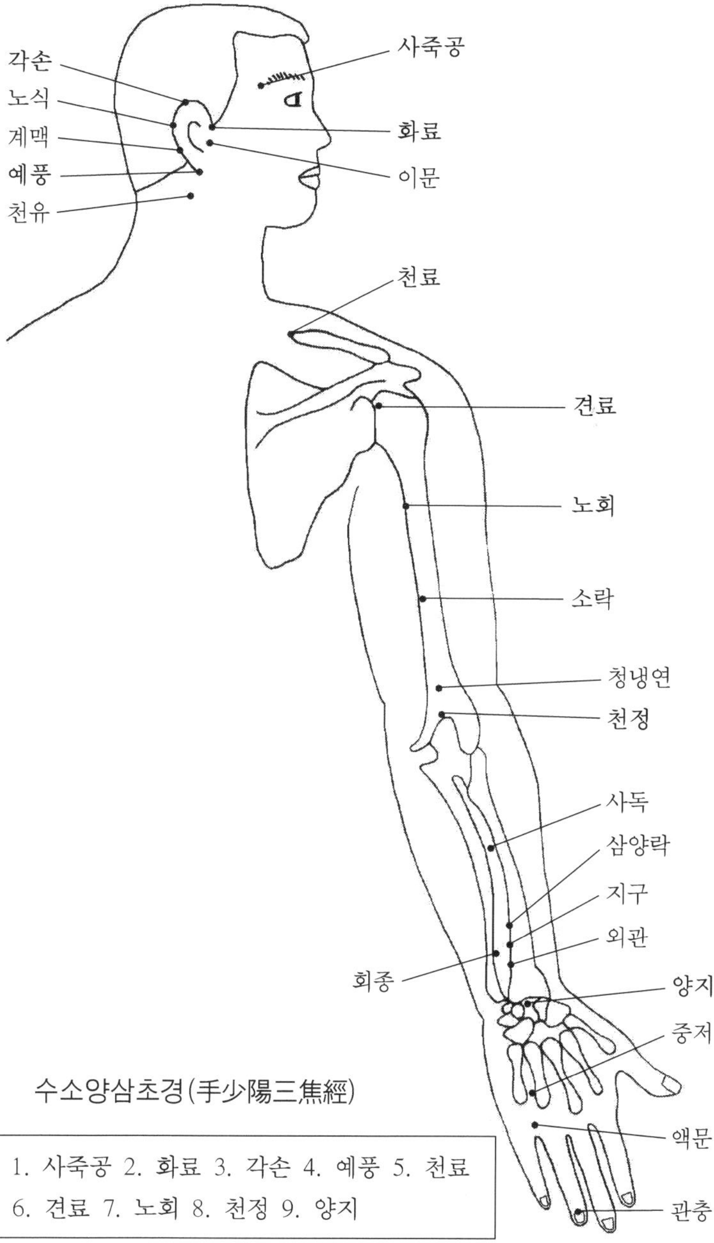

수소양삼초경(手少陽三焦經)

벌침혈 : 1. 사죽공 2. 화료 3. 각손 4. 예풍 5. 천료 6. 견료 7. 노회 8. 천정 9. 양지

러진 후 위경의 결분(缺盆)으로 들어간다.

결분에서 전중(膻中)에 나뉘어 펼쳐지고, 심포에 낙(絡)하고, 밑으로 횡격막을 지나서 중초·하초에 두루 속하고, 삼초(三焦)의 하합혈(下合穴)인 위양(委陽)까지 그 기(氣)가 미친다.

지맥은 임맥 전중을 따라 올라 결분으로 다시 나와 목덜미 뒤로 올라가 귀 뒤 예풍(翳風)을 지나 귀 꼭대기로 올라갔다 밑으로 구부러져 얼굴 뺨에 이른다. 또 한 지맥은 귀 뒤 예풍에서 갈라져 귓속으로 따라 들어가 귀 앞으로 다시 나오고, 담경의 상관(上關)을 지나 얼굴뺨에서 앞의 분지와 만나며, 눈 바깥쪽 동자료(瞳子髎)에 이르러 족소양담경(足少陽膽經)과 만난다. 좌우에 각각 23개씩의 소속혈이 있다.

▶ 주요 병증

경맥(經脈)의 흐름이 원활하지 못하면 목과 얼굴, 뺨이 붓고 아프고, 눈 바깥쪽이 아프고, 이명(耳鳴)이 생기거나 귀가 안 들리고, 또한 귀 뒤에서부터 어깨, 위팔 팔꿈치, 앞팔 등 삼초경이 지나는 곳이 모두 아프거나, 넷째손가락의 움직임이 원활하지 못하다.

삼초경의 침혈들은 주로 기(氣)와 관련된 병증을 다스리는데, 병이 생기면 땀이 절로 흐르거나, 배가 그득하거나 소변이 안 나온다.

13. 족소양담경(足少陽膽經)

담경(膽經)은 머리에서 발까지 거의가 인체의 측면을 흐르고 있다. 내경(內徑)의 소문(素問) 「영란비전론(靈蘭秘典論)」에 의하면, 담(膽)은 가장 청허(淸虛)한 장기로서 어느 쪽에도 치우치지 않으며, 어지러운 현훈증(眩暈症)을 치료한다거나 정신을 안정시켜 수면케 하는 등의 중정(中正)의 역할을 하므로 중정지관(中正之官)이라 하였으며, 또한 모든 결단이 담으로부터 이루어지므로 결단출언(決斷出焉)이라 하였다.

양(陽)에 속하고, 오행 속성상 목경(木經)인 담경(膽經)에는 인체의 좌우로 각각 44개씩의 경혈이 분포되어 있으며, 눈꼬리 옆의 동자료(瞳子髎)에서 시작하여 넷째발가락 바깥쪽 끝의 족규음(足竅陰)에서 끝난다. 밖으로 흐름 눈꼬리 옆 동자료(瞳子髎)에서 시작되어 위로 이마 모서리로 가고, 귀 뒤로 완골(完骨)까지 내려왔다가 다시 옆머리를 돌아 올라 이마를 지나 눈썹 위 양백(陽白)에 닿고, 재차 뒤로 돌아 풍지(風池)에 이른다. 수소양경(手少陽經) 앞으로 어깨 위에 이르고, 좌우가 독맥 대추(大椎)에서 교차하여 앞으로 나가 결분(缺盆)으로 들어간다.

한 갈래는 귀 뒤에서 나와 귓속으로 들어갔다 다시 귀 앞으로 나와 눈꼬리에서 끝난다. 다른 한 갈래는 눈꼬리에서 갈라져 위경의 대영(大迎)으로 하행하여 볼에 분포되어 있는 수소양경의 지맥과 만난 후 눈자위 밑에 이른 다음, 다시 협거(頰車)를 지나 밑으로 옆 목을 지나 결분에서 대추에서 교차하여 내려오던 경맥(經脈)과 합쳐진다. 얼굴에서 내려온 경맥과 뒷목을 거쳐 돌아온 줄기가 결분

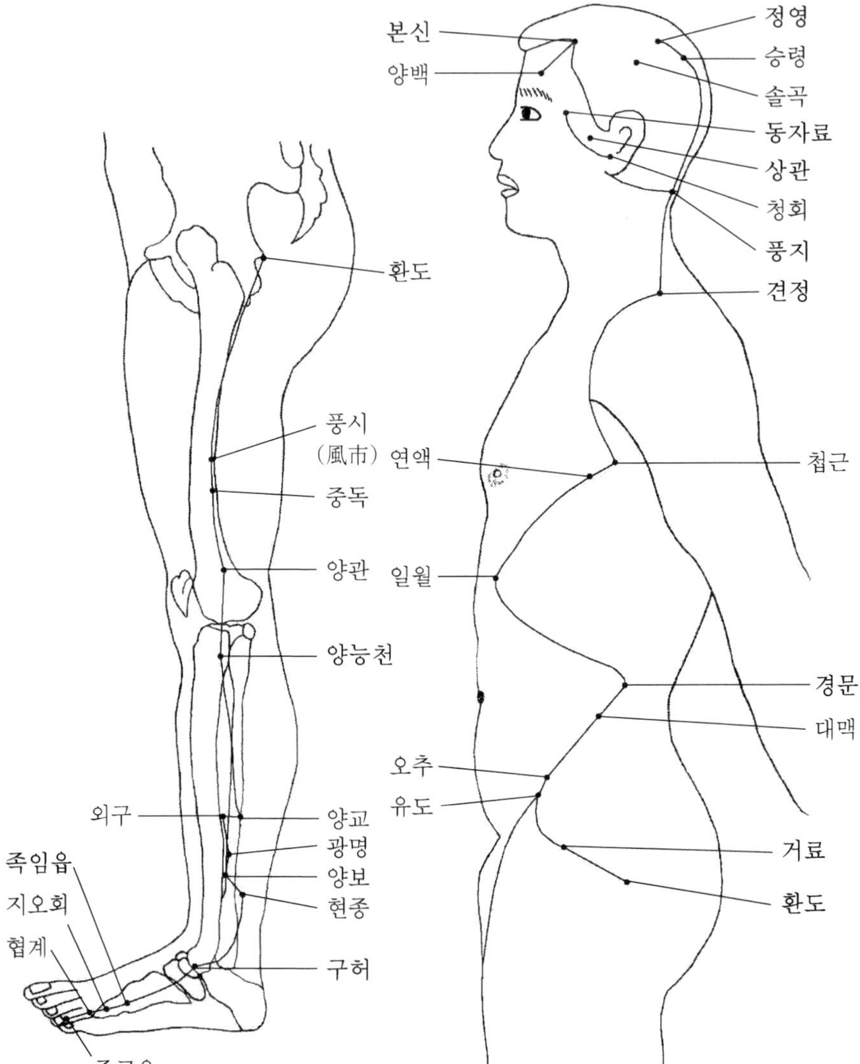

족소양담경(足少陽膽經)

벌침혈 : 1. 동자료 2. 상관 3. 본신 4. 정영 5. 풍지 6. 견정
7. 경문 8. 거료 9. 환도 10. 양능천 11. 구허 12. 족임읍

에서 만나 모인 후 가슴 속으로 들어가 명치를 지나고, 간(肝)에 낙(絡)한 후 담(膽)에 속하고, 옆구리 갈비뼈 가장자리를 따라 흐르다가 위경의 기충(氣衝)으로 나와 서혜부(鼠蹊部) 주름살을 따라 음모(陰毛) 가까이에서 돌아 고관절 마디 환도(環跳)에 이른다.

한 줄기는 결분에서 겨드랑이를 따라 몸의 측면으로 내려와 옆구리를 지나고, 밑으로 엉덩이 환도에서 다른 지맥과 만난 후 다시 아래로 흘러 넓적다리 옆으로 내려와 무릎 밖으로 나온다. 담의 하합혈(下合穴)인 비골두(腓骨頭) 앞 가장자리 양릉천(陽陵泉)을 지나 비골 아래 끝까지 곧장 내려온다. 바깥 복사뼈 앞 아래로 나와 발등 가장자리 넷째발가락뼈와 다섯째발가락뼈 사이로 들어가 넷째발가락 바깥쪽 끝 족규음(足竅陰)에서 끝난다. 발등 족임읍(足臨泣)에서 한 갈래가 갈라져 나와 엄지발가락 등쪽으로 가서 족궐음간경(足厥陰肝經)과 만난다. 좌우에 각각 44개씩의 소속혈이 있다.

▶ 주요 병증

경맥(經脈)의 흐름이 원활하지 못하면 옆머리와 눈꼬리가 아프고, 결분이 붓고 아프고, 겨드랑이가 붓고, 가슴과 옆구리가 아파서 몸을 돌리지 못하고, 얼굴에 기미가 끼고, 피부에 윤기가 없으며, 먼지가 낀 것 같고, 귀가 안 들린다. 넓적다리 외측과 종아리 아래 바깥 복사뼈 앞과 뼈마디마다 쑤시고 아프다.

넷째발가락 부위가 아프고 움직이기 힘들며, 병이 깊어져 족소양(足少陽) 경락이 지나는 자리에 기혈역조(氣血阻逆)가 생기면 마비감이 오고, 시리고 저린 증상이 따른다. 입이 쓰고 트림이 나고, 학질에 걸리고, 식은땀이 나고, 목이나 겨드랑이에 멍울이나 연주창 등이 생긴다.

14. 족궐음간경(足厥陰肝經)

「황제내경(黃帝內經)」에 의하면, 간(肝)의 기상은 용맹스럽고 과단성이 있기 때문에 장군지관(將軍之官)이라고 하였고, 여러 가지 치밀한 계략이 간의 기상에서 연유되기 때문에 아직 피어나지 않은 꽃봉오리 속의 조화에 비유하여 모려출언(謨慮出焉)이라 하여 감정과 의지의 주체 장부(臟腑)로 본다.

또한 간은 인간의 정신작용 측면에서 보면 혼을 저장하고 있어서 흔히 생기가 없거나 중심을 잃을 때 혼이 나간 사람이라고 하는데, 인간의 오장에 혼(魂)・백(魄)・신(神)・의(意)・지(志) 등 정신영역을 포함한다고 보아 모든 사리판단을 두뇌 쪽으로 보는 서양의학과의 대조적인 시각차를 볼 수 있다.

음(陰)에 속하고, 오행 속성상 목경(木經)인 간경(肝經)에는 인체의 좌우로 각각 14개씩의 경혈이 분포되어 있으며, 엄지발가락의 대돈(大敦)에서 시작하여 가슴 제6늑간의 기문에서 끝난다.

엄지발가락의 등쪽 털 난 부위에서 시작되어 위로 첫째발가락과 둘째발가락 사이로 흘러 안쪽 복사뼈 앞 중봉(中封)을 지나 종아리 안쪽을 따라 올라가며, 복사뼈 위 8촌에서 족태음비경(足太陰脾經)과 교차하여 뒤로 넘어간다. 계속하여 무릎 안쪽을 지나 허벅지 안쪽 한가운데로 올라가 음모(陰毛)가 있는 부위에 도달하며, 생식기를 돌아 아랫배로 들어간다.

아랫배로 들어간 다음 위(胃)를 끼고 올라와 간에 속하고, 담에 낙(絡)한다. 위로 횡격막을 지나 옆구리에 나뉘어 퍼지고, 성대 뒤쪽을 따라 올라가 목구멍, 코 부위에 이르며, 위로는 목계(目系)에

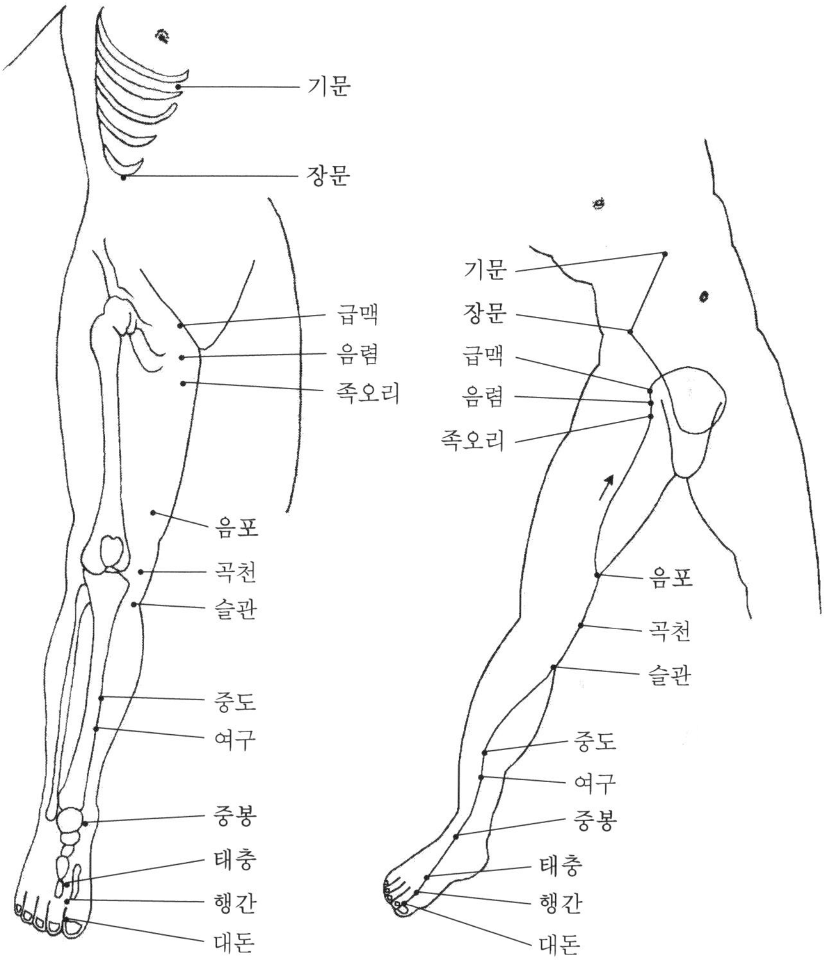

족궐음간경(足厥陰肝經)

벌침혈 : 1. 태충 2. 중봉 3. 행간 4. 음포 5. 장문 6. 기문

연결되고, 이마를 지나 정수리에 이르러 독맥과 만난다.

한 갈래는 눈 가장자리를 따라 퍼지고, 밑으로 얼굴 뺨 속으로 흘러 입술 속으로 돌아 들어간다. 또 다른 갈래는 다시 간에서 갈라져 횡격막을 지나 폐로 들어갔다 중완까지 내려갔다 수태음폐경(手太陰肺經)에 이어진다. 좌우에 각각 14개씩의 소속혈이 있다.

▶ 주요 병증

경맥(경맥)의 흐름이 원활하지 못하면 머리가 아프고, 어지럽고, 목이 마르고, 고환이 당기며, 허리가 아프다. 병이 깊어지면 얼굴에 티끌이 일며 빛을 잃는다.

가슴이 그득하고 답답하며, 구토와 설사가 일어나고, 장산통(腸疝痛)과 소변 불통이 나타나며, 아랫배와 고환이 붓고, 몸이 삭고 시들어 몸을 그르쳐서 쓰지 못하게 된다.

※ 벌침 시술에 있어서 주의사항

1. 벌침을 맞기 전후에 술을 먹어서는 안 된다. 벌독에 들어있는 유효 성분이 혈관을 통하여 빨리 빠져 나가고 심장에 많은 부담을 주기 때문이다.
2. 벌침을 맞거나 맞기 전·후 2시간 정도는 목욕을 해서는 안 된다. 목욕을 하면 혈관의 수축작용과 심장 박동수가 빨라져서 혈액순환이 빠르게 되므로 인체에 필요한 벌독의 유효 성분이 빨리 빠져 나가기 때문이다.
3. 식후에 배가 너무 부른 상태에서 벌침을 맞으면 안 된다. 이때 벌침을 맞게 되면 벌침의 따가운 충격 때문에 구토가 날 수도 있기 때문이다.
4. 극도로 피곤한 상태에서는 벌침을 맞아서는 안 된다.
5. 벌침을 맞을 때는 처음부터 여러 침을 맞아서는 안 되며, 시작할 때는 2침으로 시작해서 다음은 3침, 다음 4침부터는 이틀 후에 한 침씩 늘려 나가는 것이 바람직하다.
6. 알레르기성 체질이나 이상 체질일 경우 1~2침에는 별 이상이 없으나, 특이한 경우에는 두드러기, 호흡곤란, 충혈, 오한 등으로 몸이 무겁다거나 열이 나기도 한다. 보편적으로 4~5회 맞고 나면 몸살이 나는 증상이 나타나기도 하지만, 하룻밤 지나고 나면 이런 증상은 자동적으로 없어진다.
7. 처음으로 벌독을 대하는 체질은 벌독에 대한 저항력이 대부분 약하다는 것을 인식하고 벌침에 임해야 한다.
8. 과민성 알레르기 체질과 심장이 약한 사람, 신장 장애자 및 고혈압, 저혈압인 사람들은 직침 대신 발침으로 약하게 시작

하는 것이 바람직하다.

※ 벌침치료에 적용되는 여러 질병들

1. 어깨가 아플 때(어깨 결리고, 쑤시고, 저리고, 뻐근하고 감각이 둔할 때)
2. 목이 아플 때(목이 갑자기 마비된 것처럼 움직일 수 없을 때)
3. 허리가 아플 때(허리디스크, 척추, 관절 등 통증이 심할 때)
4. 생리통으로 고생할 때(매달 때가 되면 고통으로 시달릴 때)
5. 화농성 질환(면치, 등창, 갑상선염, 연주창, 피부염, 피부암 등)
6. 신경성 질병(두통, 견비통, 요통, 팔다리 무력증, 근염, 신경염, 좌골신경통)
7. 각종 디스크(목디스크, 허리디스크 및 각 부위별 심한 통증)
8. 안면 신경마비(와사증으로 입이 돌아가거나 안면 경련, 부분마비)
9. 관절염(류마티스 관절염, 퇴행성 관절염)
10. 허리 및 손, 발 등 각 부위 삔 곳
11. 타박상으로 멍든 곳 및 습진 일체
12. 만성 기관지염, 천식
13. 폐렴 및 폐암
14. 각종 치통 및 충치, 풍치(치조농루, 잇몸 염증)
15. 치질 질환(치루, 치질, 탈홍 등)
16. 유방암, 유방염
17. 간장병

18. 고혈압
19. 버거씨병
20. 당뇨병
21. 통풍
22. 간질
23. 파킨슨씨병
24. 눈병
25. 척추염

3 질병에 따른 몇 가지 치료 예

1. 전립선 비대증에 따른 질환

전립선은 남자에게만 있는 요도 주변의 분비선으로 방광의 출입구에 있다. 후두요도를 반지모양으로 감싸고 있고, 크기는 작은 밤톨크기 정도이며, 무게는 15 g 정도이다. 나이가 많아질수록 나이에 따라 비례되어 가는 증세로서 50대 전후에는 50%, 60대에는 60%, 70대에는 70%로 누구에게나 시작되는 질환이다. 음식물 섭취, 지방질 축적 등 여러 가지 이유로 시작되며, 내분비의 평형성이 실조되어 나타나는 질환에 해당된다.

처음에는 밤톨만한 크기가 중기에는 밀감크기, 말기에는 사과크기 정도까지 비대해지며, 이로 인하여 요(오줌) 배출통로가 좁아진다. 따라서 소변 줄기가 가늘어지고, 완전 배뇨가 안 되므로 잔뇨(방광에 남은 오줌)의 양이 늘어나고, 방광이 확장되어 방뇨력이 감퇴된다. 이로 인한 잔뇨 때문에 세균 감염, 동통, 혈뇨 등으로 인한 방광염까지 일으킬 수 있는 요인이 된다.

남자에게서 나이 많은 사람일수록 소변보는 시간이 오래 걸리는 것은 대부분 전립선 질환 또는 전립선 비대증에서 오는 증상이 대부분이다. 필자도 오랜 기간 비뇨기과 전문 박사에게서 치료를 받으며 상당 기간 약을 복용했으나 별 효과를 보지 못하였다.

점점 가늘게 힘없이 나오던 소변이 그나마 힘을 안 주면 끊어져 멈추고, 몇 번이고 힘을 주면 찔끔거리며 시원한 기분이 안 드는 이 얼마나 기분 잡치고 꺼림칙한 일인가? 정신적인 갈등과 고통을 안고 많은 사람들이 비뇨기과를 찾아 치료를 해보지만 별다른 효과도 보지 못하고 치료에 상당한 어려움을 겪고 있다. 필자 역시 답답한 심정에 벌침요법에는 어느 정도 지식과 이해가 있기에 비뇨기과 박사와 상의 한마디 없이 일방적으로 벌침요법을 시작하게 되었다.

처음 시작은 관원(關元)혈에 3침으로 시작해서 중극(中極)에서 곡골(曲骨)까지 평균 3~4침(針)에서 4~5침을 맞았다. 15일째 되던 날 필자도 모르는 사이 무슨 뚝이라도 터졌는지 시원하게 물이 흐르듯 오줌발이 굵어지며 시원하게 나오질 않는가? 병원에서 배뇨 검사를 받을 때와 비교를 해보면 정말 깜짝 놀랄 정도로 시원하게 나오고, 아무리 힘을 주어도 단 한 방울도 더 나오지 않는 것은 잔뇨량이 전혀 없이 100% 완전하게 나온 것이 아니겠는가?

그 후로는 언제나 시원하게 소변을 보고 있으며, 지금도 전혀 불편 없이 생활하는 것은 벌독에 들어있는 펩티드(peptide) 성분 속에 함유된 멜리틴(melittin)이란 원소가 전립선에 영향을 주어 지방 및 여러 세포들을 분해시켜 배출하고, 필요한 부분을 원상태 대로 부활시켰기 때문에 이렇게 좋은 결과가 오지 않았겠는가?

어느 날 서점에서 알게 된 화곡동에 사시는 83세 된 박중술이라는 분이 전립선 때문에 고생하신다는 것을 알게 되었다.

"전립선 때문에 밤에는 더욱 심해서 화장실에 소변을 보러 가면 몇 시간씩 앉아서 애를 쓰는 것은 보통이라네. 병원에서 수술도 안

된다고 하고, 약을 먹어도 소용이 없고, 침을 맞고 부황을 떴어도 소용이 없다네!"

지금까지 적게 잡아도 십수 년은 꽤나 고생하면서 지내신 것 같았다. 이 분에게 필자가 벌침을 권했더니 꽤나 꼬치꼬치 캐물으며 관심을 나타내었다. 나중에 알고 보니 서울 유명한 한의과 대학에서 침술과 부황에 관하여 강의를 하고 계시는 분이었다. 자기는 한의학 침술에 달통한 사람이지만 침술과 한의학으로는 고칠 수가 없어 포기하고 요즘에는 식이요법으로 되도록 물기 없는 음식으로 소식을 하고 있다고 하였다.

"소변 보러 화장실 한번 가면 서서 볼 일 보는 일은 상상도 못하고, 변기에 좌정하고 앉아서 시작을 하는데, 숫자 세기를 천천히 하다 보면 빠르면 300까지 세었을 때 찔끔하고 한두 방울 싸고, 다시 시작해서 한 500까지 세었을 때 찔끔하고 한두 방울 싸다 보면 밤을 새우는 것은 보통이라네."

이 노인 말씀 듣고 그동안 얻어진 경험으로 관원(關元)에 2침 하고, 곡골(曲骨)에 1침으로 시작해서 격일로 치료하던 중 6섯번째 침하던 12일째 되던 날이었다.

"어제 저녁부터 힘 하나도 안 들이고 소변이 잘 나오네!"

필자가 보아도 신기할 정도로 좋아진 것이다. 그러시면 내일부터는 안 오셔도 되고, 만약에 조금이라도 불편하시면 다시 오시라고 했는데 꽤 여러 달이 지나도 소식이 없으니 별 문제 없이 잘 지내시는 것 같다.

2. 어깨가 결리고 아픈데...

상암경기장 근처에 사시는 나이가 71살 된 한경첩 씨는 70대 치고는 운동을 열심히 하셨는지 첫눈에 보아도 단련된 근육에 단단한 체구가 운동선수 같았다.

"저녁만 되면 양 어깨가 찬기가 돌며, 어깨가 시려서 헤어 드라이기 두 대로 뜨거운 바람 마사지를 평균 3시간 이상 어깨가 뜨거워질 때까지 해야 겨우 한 시간 정도 잠을 잔다네."

이렇게 시작한 지 20년이 훨씬 넘었다고 하는데 얼마나 많은 고생을 하였겠는가? 우선 우람하고 단련된 체구가 마음에 들어서 안심을 하고 혈압을 재보았더니 혈압약을 먹어서 그런지 정상 수치이다. 바로 벌침을 백회(百會)에 1침 하고, 후정(後頂), 견료(肩髎) 아시혈에 몇 군데 침하였다.

"오늘 저녁 지내보시고 아무렇지도 않으면 내일 오시고, 가렵거나 이상이 생기면 모레 오세요."

다음 날 아침에 다시 와서 싱글벙글하면서 즐거운 표정으로 자랑이 대단하였다.

"어제 저녁 아프지도 않아 드라이기 꺼내 보지도 않고 아주 잘 잤네. 정말 신비의 명약이 바로 이 벌침이구려! 두 번 벌침 맞고 이렇게 완치가 되다니 신기할 정도네!"

그 후 소식이 없다가 한 달이 훨씬 지나서 전화가 왔는데, 완전히 완쾌되어 매일 하고 싶은 일 하며 즐겁게 산다고 하셨다. 꿀벌 몇 마리의 희생이 이 분에게 이렇게 즐거움과 기쁨을 안겨줄 것이라고 누군들 알았겠는가?

3. 손목 관절염, 무릎 관절염

용인 근처 수지에 사시는 61살 된 박순자 씨는 손목 관절염 때문에 꽤 오래 병원에 다니시는데 손목이 아파서 설거지도 못하고, 2~3주 후에는 수술날짜도 잡아놓고 계셨다. 그런데 이 분은 완전히 병덩어리였다. 첫째 심한 당뇨병에 자궁수술, 당뇨로 인한 망막 병변 질환, 무릎관절 등 정말 종합병원이었다. 우선 심한 당뇨병으로 오는 눈에 대한 질환을 치료해 달라고 하셨다. 얼마 전에 어느 의과대학 한의과 병원에서 벌침요법을 이용한 주사와 침을 맞아 보았는데 두드러기가 나지 않아 벌침요법 치료를 원하셨다.

여러 가지 병에 대한 합병증세인 관계로 벌침 여러 마리로 발침해서 어요(魚腰), 태양(太陽), 풍지(風池) 등에 침하고, 팔목에는 양곡(陽谷), 양로(養老)에 2침씩을 하였다. 다음 날 살펴보니 눈동자며 눈꺼풀이 몰라보게 달라져 있었고, 눈동자 색깔도 완전히 까맣게 되어 있었다.

이렇게 벌침을 맞는 동안 어느 날에 초등학교 1학년에 다니는 손녀가 딸린 젊은 애엄마를 자기 딸이라고 소개하며 같이 왔다. 이 애엄마 목에 기브스를 한 것처럼 목 안정받침대를 단단히 두르고 온 것이 아닌가.

"두 달쯤 됐는데, 자고 일어났더니 목을 돌릴 수도 없이 굳어져서 목 안정받침대를 하고 병원에 다니는데 전혀 차도가 없고, 병원에서는 오래 걸린다고만 한다는군요."

애엄마에게 목 부분과 뇌 근처 신경에서 약간의 장애로 인한 것이므로 걱정하지 말라고 안심시키고 벌침을 놓으려는데 아주 심한

편두통에다 손가락도 저리고, 손에 감각이 없다고 했다. 엄마를 닮아서인지 종합병동까지는 아니더라도 꽤 여러 군데가 고장이 나있었다.

우선 경외기혈(經外奇穴) 사신총(四神聰)에서 시작하여 아시혈 몇 군데와 풍지(風池), 대추(大椎) 등에 침하고 다음 날에 왔는데, 목은 단 1 cm도 못 돌리던 사람이 목의 고정띠를 풀고 제법 움직이면서 왔다.

"손에 감각이 돌아왔어요. 전혀 감각이 없었는데, 이제 완전히 제 손이에요" 하며 좋아하는 것이 아닌가?

그 후 두 번 더 벌침을 맞고 난 후 목도 손도 편두통도 100% 나았다고 하며, 웃으면서 목을 돌리고 숙이고 하는 모습이 꽤 오랜 시간 그림처럼 남아 있다. 또 종합병원이라 불리는 아줌마는 그 후 5~6회쯤 침을 맞고 팔목과 무릎이 좋아져서 여행을 다녀왔다고 하면서 지금은 집앞 텃밭도 가꾸고, 설거지며 집안 일 하는 데는 아무런 문제가 없다고 좋아하셨다.

이렇게 좋아하는 사람들을 바라보며 신비한 벌침의 효능에 대하여 새삼 고마움과 감사하는 마음을 느낀다. 아무쪼록 많은 사람들이 질병 치료에 도움이 되었으면 하는 마음이다.

4. 류마티스 관절염, 퇴행성 관절염

필자의 집사람도 아주 오래 전부터 관절염으로 인한 대단한 피해자이다. 약 13~14년 전에 여러 군데 병원을 다니다가 유명 대학병원에서 관절염이란 진단을 받고 알게 되었다. 필자 자신도 오래 전에 x레이 투시결과 퇴행성 관절염이란 병명으로 집사람과 함께 약처방에 의한 치료를 3년 가까이 받아 왔다.

집사람은 10년 이상 약을 복용해 가며 치료를 받고 있으나 전혀 치료도 안 되고, 아침저녁으로 복용하는 진통제 및 소염제 등을 수십 알씩 먹어야 되니 어느 누구인들 탈없이 견디겠는가? 한 끼분 약만 안 먹어도 팔다리 관절부위가 쑤시고, 붓고 해서 어떻게 안 먹을 수도 없는 약을 죽지 못해 먹으니 위장은 약해지고, 약에 중독이 된 것이다. 벌써 십년 이상이 되었으니 아픈 곳을 달래 보려고 몸부림치는 정말 비참한 현실을 살아온 것이다.

관절염 환자들이 통증을 이겨내기 위해 소염 진통제를 계속하여 복용하다 보면 고무풍선에 바람을 계속 불어넣는 것과 같아 얼마 가지 않아 터지지 않겠는가? 단 몇 시간을 견딜 수 없어 약을 자꾸 복용하다 보니 자기도 모르게 혈색이 변하고, 몸은 점점 더 못쓰게 되어 간다. 그래도 조금은 덜 아프기 위하여 폐인이 된 느낌으로 약을 복용해 가면서 인생의 종점까지 걸어가야 할 불치병 환자의 쓰디쓴 고통을 누가 알겠는가?

이러한 불편한 생활 속에서 필자가 젊은 시절 외국 생활을 하다가 우연히 알게 된 미국 노(老) 할머니 덕분에 깨우침이 있었으니 이것이 바로 봉독 약침요법이었다. 다시 말하면 벌침 치료요법인 것이다. 우연한 만남으로 배워서 알게 된 '벌침치료법'을 제일 먼저 관절염으로 고생하는 아내에게 시술하게 되었다.

1920년대에 독일과 영국, 스위스 등에서 의학계에 보고된 보고서 등을 토대로 관절염 및 류마티스 관절염에 대하여 치료한 결과들을 살펴보고, 그 동안 자료들을 찾아 정리하였다. 꿀벌을 구해 와서 집 사람과 함께 아픈 무릎에 첫 침을 맞으며 아무 부작용 없이 완치될 수 있다는 자신감에 즐거워하던 기억이 지금도 새롭다. 4개월 반쯤 벌침을 맞은 후부터 틀림없이 언제쯤 완치된다는 자신감과 완치될 날자가 눈에 보이기 시작하였다. 이 얼마나 기다리고 기다리던 날들인가?

관절염 약을 먹지 않으면 아픈 통증으로 하루를 보낼 수가 없었는데, 벌독에 들어 있는 펩티드(peptide)와 멜리틴(melittin) 성분의 탁월한 통증 억제 능력으로 진통제나 관절염 소염제 등을 복용하지 않아도 지낼 수 있게 되었다. 혼자서는 일어나지도 못하던 사람이 벌침요법으로 치료한 결과(중국 의서 「황제내경」에 있는 14정경과 경혈을 응용하여 사용) 만족할 만한 효과를 보았다. 관절염은 주로 아시혈(아픈 곳) 위주로 치료하는 것이 바람직하기 때문에 열심히 치료한 결과 집사람과 필자 자신 약을 먹지 않고 생활해도 아무런 불편이 없으니 이 얼마나 행복한 삶이 아니겠는가? 아파 보지 않고 고생해 보지 않은 사람은 이 기쁨을 알 수 없을 것이다.

4 각종 질병 치료혈 및 혈명표

1. 대증치료 혈명표

다음에 기재한 혈자리는 일반적으로 한방 침구술에 사용되는 혈자리로서 부분적으로 증세에 따라 그때그때 나타나는 압통점이나 아시혈을 찾아 벌침혈로 사용하면 좋은 효과를 볼 수 있다. 12정경에 표시된 혈(穴)자리에서 되도록이면 정확히 혈자리를 찾아서 침하면 된다.

대증치료(對症治療) 혈명표(穴名表)

병 증	혈 명	증 상
발열(發熱)	대추(大椎)・곡지(曲池)・합곡(合谷)	열이 날 때
무한(無汗)	합곡(合谷)・복류(復溜)	땀이 안 날 때
다한(多汗)	음극(陰隙)・후계(後谿)	땀이 많이 날 때
기천(氣喘)	정천(定喘)・천돌(天突)・단중(膻中)	숨이 찰 때
해담(咳痰)	풍륭(豊隆)・중완(中脘)・비유(脾兪)	기침이 나고 가래가 끓을 때

(대증치료 혈명표)

병 증	혈 명	증 상
흉민(胸悶)	단중(膻中) · 내관(內關) · 기해(氣海)	가슴이 답답할 때
구토(嘔吐)	내관(內關) · 중완(中脘)	구역이 나고 토할 때
체허(體虛)	관원(關元) · 기해(氣海) · 족삼리(足三里) · 위중(委中)	몸이 허약할 때
출혈(出血)	• 만성출혈성 질환시 – 비유(脾兪) · 격유(膈兪) • 비출혈(코피)시 – 영향(迎香) · 상성(上星) • 각혈(咯血)시 – 공최(孔最) · 삼양락(三陽絡) • 자궁출혈시 – 은백(隱白) · 태충(太衝)	피가 날 때
동통(疼痛)	• 두통시 ~ 외관(外關) · 합곡(合谷) · 내정(內庭) • 흉통시 ~ 극문(隙門) · 풍륭(豊隆) • 복통시 ~ 기해(氣海) · 삼음교(三陰交) • 통경시 ~ 십칠추하(十七椎下) · 행간(行間) • 협늑통시 ~ 지구(支溝) · 양능천(陽陵泉) • 요퇴통시 ~ 환도(環跳) · 현종(懸鍾)	몹시 통증이 있을 때
복창(腹脹)	내정(內庭) · 족임읍(足臨泣) · 양능천(陽陵泉) · 족삼리(足三里) · 상염(上廉)	배에 가스가 찰 때

(대증치료 혈명표)

병 증	혈 명	증 상
유미뇨(乳糜尿)	위양(委陽)·삼초유(三焦兪)·방광유(膀胱兪)·중극(中極)·삼음교(三陰交)	오줌이 뿌옇게 나올 때
구강궤양	견정(牽正)·승장(承漿)·은교(齦交)·지창(地倉)·합곡(合谷)	입 안이 헐 때
비출혈부지(鼻出血不止)	은백(隱白)배 위중(委中)혹 은백(隱白)배 수구(水溝)	코피가 멎지 않을 때
복수(腹水)	수도(水道)·수분(水分)·음능천(陰陵泉)·족삼리(足三里)	배에 물이 찰 때
각기병	충양(衝陽)·족삼리(足三里)·현종(懸鍾)·삼음교(三陰交)	다리가 붓고 아픈 병
뇨저류(尿貯留)	관원(關元)·위양(委陽)	오줌을 못 눌 때
언어불청(言語不淸)	상염천(上廉泉)·아문(啞門)·합곡(合谷)·천돌(天突)·부돌(扶突)	말소리가 똑똑치 못할 때
수종(水腫)	건리(建里)·수분(水分)·기해(氣海)·천추(天樞)·비유(脾兪)·내관(內關)·족삼리(足三里)·합곡(合谷)·간유(肝兪)·삼음교(三陰交)	온몸이 부을 때
아통(牙痛)	하관(下關)·협차(頰車)·합곡(合谷)·수삼리(手三里)·양능천(陽陵泉)·내정(內庭)	이가 아플 때
요소(尿少)	기해(氣海)·음능천(陰陵泉)	오줌이 잘 안 나올 때
부종(浮腫)	수분(水分)·비양(飛揚)	몸이 부을 때
불면	신문(神門)·삼음교(三陰交)·인당(印堂)	잠이 안 올 때

(대증치료 혈명표)

병 증	혈 명	증 상
혼미	인중(人中)・중충(中衝)・용천(湧泉)	정신을 잃을 때
음아(瘖啞)	아문(啞門)・염천(廉天)・통리(通里)	말이 안 나올 때
경궐(驚厥)	대추(大椎)・곡지(曲池)・합곡(合谷)・양능천(陽陵泉)・태충(太衝)・소료(素髎)	경련을 일으키며 까무러칠 때
저혈압	내관(內關)・기해(氣海)・백회(百會)・인중(人中)	혈압이 낮을 때
고혈압	곡지(曲池)・족삼리(足三里)・태충(太衝)・인영(人迎)	혈압이 높을 때

2. 병증(病症)별 치료 처방혈 혈명표

다음은 각종 병증 질환기 계통별로 분리해서 침구요법에 의거한 처방혈을 열거해 놓았다. 병증에 따라서 벌침혈로서는 너무 많은 분야가 있으므로 경우에 따라서는 발침으로 사용해도 되고, 직침으로 해도 되므로 본인 스스로 벌침에 쓰이는 혈자리를 참조하여 병증혈별로 요약해서 실행하는 것이 바람직하다.

많은 혈자리에 벌침을 침하면 잘못될 일은 없으나 치료받는 입장에서 보면 여러 침을 더 쓰이면 몸에는 득이 되나 따가움과 아픔이 더할 뿐이니 본인 스스로가 판단을 하여 임하길 바란다.

(1) 소화기

병 증	1차 치료혈	2차 치료혈
횡격막 경련	구미(鳩尾)·내관(內關)·족삼리(足三里)·단중(膻中)·기문(期門)	상완(上脘)·격유(膈兪)·경4협척혈(頸4夾脊穴)·합곡(合谷)·태충(太衝)
신경성 구토	내관(內關)·중완(中脘)·족삼리(足三里)·위유(胃兪)	간유(肝兪)·기해(氣海)·내정(內庭)·행간(行間)
식도 경련	공손(公孫)·내관(內關)·단중(膻中)	중완(中脘)·족삼리(足三里)·천돌(天突)
위통(胃痛)	공손(公孫)·내관(內關)·양구(梁丘)	족삼리(足三里)·중완(中脘)·상완(上脘)

(소화기)

병 증	1차 치료혈	2차 치료혈
식도협착증	대저(大杼)・심유(心兪)・격유(膈兪)・욱중(彧中)・거궐(巨闕)・예풍(翳風)	단중(膻中)・천주(天柱)・신회(顖會)・중완(中脘)
급성위염	여태(厲兌)・족삼리(足三里)・내정(內庭)・중완(中脘)	위유(胃兪)・위창(胃倉)・지기(地機)・양문(梁門)
만성위염	족삼리(足三里)・풍륭(豊隆)・해계(解谿)・충양(衝陽)	좌장문(左章門)・중완(中脘)・양문(梁門)・지기(地機)・위유(胃兪)・위창(胃倉)
위확장	중완(中脘)・활육문(滑肉門)・천추(天樞)・족삼리(足三里)・음도(陰都)	불용(不容)・승만(承滿)・양문(梁門)・충양(衝陽)
위하수(胃下垂)	위상(胃上)・관원(關元)・기해(氣海)・족삼리(足三里)	양문(梁門)・신궐(神闕)・중완(中脘)・하완(下脘)
위경련	내정(內庭)・지기(地機)・양구(梁丘)・은백(隱白)	합곡(合谷)・태충(太衝)・중완(中脘)・공손(公孫)・내관(內關)
식욕부진	중완(中脘)・천추(天樞)・양문(梁門)・족삼리(足三里)・위유(胃兪)	간유(肝兪)・담유(膽兪)・위창(胃倉)・신유(腎兪)・지기(地機)・삼음교(三陰交)
오심구토	내관(內關)・공손(公孫)・양구(梁丘)・지기(地機)・족삼리(足三里)	중완(中脘)・하완(下脘)・상완(上脘)・구미(鳩尾)

(소화기)

병 증	1차 치료혈	2차 치료혈
위산과다	거궐(巨闕)·기문(期門)·일월(日月)·중완(中脘)·고황(膏肓)·지양(至陽)·격유(膈兪)·지기(地機)	간유(肝兪)·우담유(右膽兪)·위창(胃倉)·양능천(陽陵泉)·외구(外丘)
토혈(吐血)	음곡(陰谷)·음극(陰隙)·삼양락(三陽絡)	내관(內關)·명문(命門)·신유(腎兪)
십이지장궤양	중완(中脘)·우활육문(右滑肉門)·궐음유(厥陰兪)·격유(膈兪)·우담유(右膽兪)·위유(胃兪)·양능천(陽陵泉)	거궐(巨闕)·중완(中脘)·불용(不容)·우기문(右期門)·우태을(右太乙)
급성장염	중완(中脘)·천추(天樞)·대거(大巨)·기해(氣海)·비유(脾兪)·대장유(大腸兪)·상거허(上巨虛)·하거허(下巨虛)	합곡(合谷)·완골(腕骨)·삼음교(三陰交)
복통	내정(內庭)·행간(行間)·곤륜(崑崙)·족삼리(足三里)·수삼리(手三里)·양구(梁丘)·삼음교(三陰交)·은백(隱白)	• 상복부 통증에는 – 간유(肝兪)·위유(胃兪) • 하복부 통증에는 – 삼초유(三焦兪)·기해(氣海)
설사	천추(天樞)·지사(止瀉)·양구(梁丘)·곤륜(崑崙)·비유(脾兪)	관원(關元)·족삼리(足三里)·상거허(上巨虛)·하거허(下巨虛)
변비	지구(支溝)·신문(神門)·천추(天樞)·복결(腹結)·족삼리(足三里)·삼음교(三陰交)	합곡(合谷)·수삼리(手三里)·기해(氣海)·대거(大巨)·상거허(上巨虛)·하거허(下巨虛)

(소화기)

병 증	1차 치료혈	2차 치료혈
충수염(蟲垂炎)	우복결(右腹結)・천추(天樞)・족삼리(足三里)・난미(闌尾)・합곡(合谷)	우측 하복부압통점(右側下腹部壓痛点)・우외능(右外陵)・우대거(右大巨)
담낭염	격유(膈兪)・간유(肝兪)・담유(膽兪)・중완(中脘)・구허(丘墟)・양능천(陽陵泉)	우양문(右梁門)・우기문(右期門)・태충(太衝)・중도(中都)
담석증	간유(肝兪)・담유(膽兪)・우격유(右膈兪)・구허(丘墟)・일월(日月)・우복애(右腹哀)	양문(梁門)・견정(肩井)・풍지(風池)・외구(外丘)・족임읍(足臨泣)
급성간염(황달)	은교(齦交)・수십이정혈(手十二井穴)・태충(太衝)・행간(行間)・중도(中都)・지양(至陽)・우간유(右肝兪)	우기문(右期門)・우일월(右日月)・족삼리(足三里)
복수(腹水)	심유(心兪)・신유(腎兪)・음교(陰交)・기충(氣衝)・위양(委陽)・연곡(然谷)	수분(水分)・수도(水道)・수천(水泉)
장내가스 배출촉진	천추(天樞)・족삼리(足三里)・삼음교(三陰交)・온류(溫溜)	곡지(曲池)・축빈(築賓)・사만(四滿)・복결(腹結)

(2) 신진대사 질환

병 증	1차 치료혈	2차 치료혈
빈혈	격유(膈兪) · 간유(肝兪) · 신유(腎兪) · 명문(命門) · 중완(中脘) · 족삼리(足三里) · 관원(關元) · 기해(氣海)	복류(復溜) · 태충(太衝) · 태계(太谿) · 태백(太白)
바세도우씨병	풍지(風池) · 풍문(風門) · 신주(身柱) · 간유(肝兪) · 신유(腎兪) · 기문(期門) · 관원(關元) · 곡지(曲池) · 인영(人迎)	삼양락(三陽絡) · 복류(復溜) · 천창(天窓 · 천돌(天突) · 수돌(水突)
갑상선종대	아시혈(阿是穴) · 합곡(合谷) · 기영(氣癭)	부백(浮白) · 노회(臑會) · 수돌(水突) · 천돌(天突) · 곡지(曲池)
당뇨병	췌유(膵兪) · 폐유(肺兪) · 비유(脾兪) · 신유(腎兪) · 족삼리(足三里) · 태계(太谿)	소상(少商) · 어제(魚際) · 격유(膈兪) · 위유(胃兪) · 중완(中脘) · 비열(脾熱) · 관원(關元) · 복류(復溜) · 수천(水泉)
각기(脚氣)	풍시(風市) · 복토(伏兎) · 독비(犢鼻) · 외슬안(外膝眼) · 족삼리(足三里) · 상거허(上巨虛) · 하거허(下巨虛) · 현종(懸鍾)	음곡(陰谷) · 지기(地機) · 궐음유(厥陰兪) · 신문(神門) · 음극(陰隙)
아지손병	신주(身柱) · 격유(膈兪) · 비유(脾兪) · 신유(腎兪) · 지실(志室) · 차료(次髎)	천주(天柱) · 중완(中脘) · 기해(氣海) · 황유(肓兪) · 족삼리(足三里) · 지기(地機)

(3) 소화기

병 증	1차 치료혈	2차 치료혈
감모(感冒)	풍지(風池)・대추(大椎)・합곡(合谷)・곡지(曲池)・소상(少商)	도도(陶道)・풍문(風門)・태양(太陽)・인당(印堂)
유행성 감모(感冒)	대추(大椎)・삼상(少商, 老商, 中商)・외관(外關) 투 내관(內關)	곡지(曲池)・합곡(合谷)・풍지(風池)・척택(尺澤)
급성기관지염	척택(尺澤)・중부(中府)・공최(孔最)・견정(肩井)	인영(人迎)・어제(魚際)・폐유(肺兪)・천돌(天突)
호흡곤란	대저(大杼)・폐유(肺兪)・단중(膻中)・열결(列缺)	욱중(彧中)・인영(人迎)・척택(尺澤)・거궐(巨闕)
기관지천식	대추(大椎)・풍문(風門)・폐유(肺兪)・정천(定喘)・고황(膏肓)・영대(靈臺)	궐음유(厥陰兪)・신주(身柱)・천돌(天突)・단중(膻中)・신도(神道)
급성폐렴	공최(孔最)・척택(尺澤)・중부(中府)・대추(大椎)・폐유(肺兪)	소상(少商)・풍릉(豊隆)・천돌(天突)
늑막염	폐유(肺兪)・고황(膏肓)・간유(肝兪)・비유(脾兪)・중완(中脘)・기문(期門)・족삼리(足三里)・지기(地機)	아시혈(阿是穴)・연액(淵液)・대포(大包)・일월(日月)

(4) 순환기

병 증	1차 치료혈	2차 치료혈
중풍예방	백회(百會)·풍지(風池)·대추(大椎)·견정(肩井)·간사(間使)·곡지(曲池)	용천(湧泉)·풍시(風市)·족삼리(足三里)·현종(懸鍾)
고혈압	곡지(曲池)·족삼리(足三里)·백회(百會)·풍지(風池)·삼음교(三陰交)·신문(神門)·심유(心兪)·내관(內關)	합곡(合谷)·태충(太衝)·양능천(陽陵泉)·소해(少海)·인영(人迎)
저혈압	간유(肝兪)·비유(脾兪)·신유(腎兪)·중완(中脘)·곡지(曲池)·족삼리(足三里)·복류(復溜)	관원(關元)·기해(氣海)·석문(石門)·양지(陽池)
심계항진(心悸亢進)	극문(隙門)·음극(陰隙)·소충(少衝)·소택(少澤)	신문(神門)·노궁(勞宮)·곡지(曲池)·합곡(合谷)
류마티스성 심장병	내관(內關)·간사(間使)·심유(心兪)·극문(隙門)·극상(隙上)·신문(神門)·통리(通里)·견정(肩井)·단중(膻中)·궐음유(厥陰兪)	태능(太陵)·중극(中極)·곡골(曲骨)·음능천(陰陵泉)·양능천(陽陵泉)·삼음교(三陰交)
무맥증(無脈症)	내관(內關)·태연(太淵)·척택(尺澤)	곡지(曲池)·신문(神門)·풍지(風池)·견정(肩井)·족삼리(足三里)
혈전성 맥관병(血栓性脈管病)	경골(京骨)·태계(太谿)·태백(太白)·삼음교(三陰交)·음능천(陰陵泉)·족삼리(足三里)	용천(湧泉)·곤륜(崑崙)·양능천(陽陵泉)·해계(解谿)·태충(太衝)·위중(委中)·혈해(血海)

(순환기)

병 증	1차 치료혈	2차 치료혈
관상동맥 경화증	심유(心兪)·내관(內關)·간사(間使)·궐음유(厥陰兪)·극문(隙門)·삼음교(三陰交)·양능천(陽陵泉)	통리(通里)·태충(太衝)·단중(膻中)·곡지(曲池)·대추(大椎)
심내막염	궐음유(厥陰兪)·심유(心兪)·곡택(曲澤)·신문(神門)·소충(少衝)	통리(通里)·내관(內關)·신도(神道)·영대(靈臺)·고황(膏肓)
심장판막증	대저(大杼)·심유(心兪)·거궐(巨闕)·극문(隙門)	간유(肝兪)·신유(腎兪)·중완(中脘)·중극(中極)·음곡(陰谷)
심통(心痛)	공손(公孫)·내관(內關)·좌천종(左天宗)·소해(少海)	심유(心兪)·신당(神堂)·단중(膻中)·극문(隙門)·중충(中衝)
협심증	극문(隙門)·음극(陰隙)·소해(少海)·신문(神門)·태능(太陵)	천주(天柱)·단중(膻中)·거궐(巨闕)·심유(心兪)·궐음유(厥陰兪)

(5) 비뇨기

병 증	1차 치료혈	2차 치료혈
신염(腎炎)	신유(腎兪)・명문(命門)・지실(志室)・태계(太谿)・황유(肓兪)・음곡(陰谷)	위중(委中)・삼초유(三焦兪)・위양(委陽)・용천(湧泉)
부종(浮腫)	태계(太谿)・신유(腎兪)・용천(湧泉)・수분(水分)・수도(水道)	기해(氣海)・위중(委中)・장문(章門)・태백(太白)
요폐증(尿閉症)	위중(委中)・경골(京骨)・중극(中極)・음능천(陰陵泉)	태충(太衝)・곡골(曲骨)・방광유(膀胱兪)
유뇨(遺尿)	관원(關元)・기해(氣海)・삼음교(三陰交)・기충(氣衝)・중극(中極)	신유(腎兪)・인중(人中)・회양(會陽)・위중(委中)
대하(帶下)	대맥(帶脈)・양능천(陽陵泉)・음능천(陰陵泉)・곡골(曲骨)・삼음교(三陰交)	차료(次髎)・대거(大巨)・척택(尺澤)・수도(水道)・태충(太衝)
자궁후굴증(子宮後屈症)	간유(肝兪)・신유(腎兪)・중료(中髎)・중완(中脘)・관원(關元)・수도(水道)・곡지(曲池)・양지(陽池)・교신(交信)	관원(關元)・사만(四滿)・대장유(大腸兪)
자궁하수(子宮下垂)	백회(百會)・소부(少府)・격유(膈兪)・중완(中脘)・곡천(曲泉)・자궁(子宮)	태돈(太敦)・음곡(陰谷)・연곡(然谷)・횡골(橫骨)
자궁내막염(子宮內膜炎)	조해(照海)・태계(太谿)・양능천(陽陵泉)・혈해(血海)・대맥(帶脈)・중극(中極)・대거(大巨)	간유(肝兪)・신유(腎兪)・지실(志室)・차료(次髎)

(비뇨기)

병 증	1차 치료혈	2차 치료혈
자궁근종(子宮筋腫)	신유(腎兪)·대장유(大腸兪)·차료(次髎)·천추(天樞)·관원(關元)·대혁(大赫)·축빈(築賓)·삼음교(三陰交)	횡골(橫骨)·기혈(氣穴)·석문(石門)·비관(髀關)
불임증	신유(腎兪)·소장유(小腸兪)·상료(上髎)·포황(胞肓)·중완(中脘)·기해(氣海)·대거(大巨)	족삼리(足三里)·태계(太谿)·삼음교(三陰交)·제중구(臍中灸)
불감증	태돈(太敦)·곡천(曲泉)·족삼리(足三里)·중극(中極)·대혁(大赫)·중완(中脘)	상차중하료(上次中下髎)·소장유(小腸兪)·신유(腎兪)·격유(膈兪)·신주(身柱)
냉증	함곡(陷谷)·조해(照海)·음곡(陰谷)·대거(大巨)·관원(關元)·질변(秩邊)	제중구(臍中灸)·포황(胞肓)·대장유(大腸兪)·신유(腎兪)·비유(脾兪)
갱년기장애	금문(金門)·태충(太衝)·복류(復溜)·축빈(築賓)·양지(陽池)·극문(隙門)·기해(氣海)·중완(中脘)·상료(上髎)	관원유(關元兪)·신유(腎兪)·심유(心兪)·풍문(風門)·천주(天柱)
임신오조(姙娠惡阻)	복류(復瘤)·양능천(陽陵泉)·족삼리(足三里)·중완(中脘)·거궐(巨闕) 공손(公孫)·내관(內關)	천주(天柱)·격유(膈兪)·비유(脾兪)·신유(腎兪)
임신부종(姙娠浮腫)	용천(湧泉)·조해(照海)·축빈(築賓)·대거(大巨)·중완(中脘)·차료(次髎)	명문(命門)·신유(腎兪)·기문(期門)·격유(膈兪)

(비뇨기)

병 증	1차 치료혈	2차 치료혈
태아위치 이상	지음(至陰)에 애조구(艾條灸) 30분	비유(脾兪)·신유(腎兪)·족삼리(足三里)·삼음교(三陰交)
무통분만법	음교(陰交)·중극(中極)·천추(天樞)·대거(大巨)·대맥(帶脈)	신유(腎兪)·양관(陽關)·차료(次髎)·삼음교(三陰交)
유즙분비 부족	소택(少澤)·양지(陽池)·견정(肩井)·천종(天宗)·단중(膻中)	중완(中脘)·수삼리(手三里)·족삼리(足三里)·비유(脾兪)
야뇨(夜尿)	방광유(膀胱兪)·위중(委中)·관원(關元)·삼음교(三陰交)·태돈(太敦)	차료(次髎)·신유(腎兪)·곡골(曲骨)·중극(中極)
요의빈삭(尿意頻數)	위중(委中)·중극(中極)·관원(關元)·태충(太衝)·삼음교(三陰交)	음능천(陰陵泉)·곡천(曲泉)·방광유(膀胱兪)·신유(腎兪)
방광염	관원(關元)·금문(金門)·속골(束骨)·위중(委中)·중극(中極)	통곡(通谷)·곡골(曲骨)·기충(氣衝)·귀래(歸來)
요도염	곡천(曲泉)·태충(太衝)·음능천(陰陵泉)·용문(龍門)·중극(中極)	방광유(膀胱兪)·차료(次髎)·위중(委中)·부양(跗陽)
전립선염	관원(關元)·중극(中極)·삼음교(三陰交)·용문(龍門)·곡골(曲骨)	수도(水道)·귀래(歸來)·횡골(橫骨)·대혁(大赫)
양위(陽萎)	관원(關元)·곡골(曲骨)·삼음교(三陰交)·복류(復溜)	대혁(大赫)·기해(氣海)·신유(腎兪)·양관(陽關)·명문(命門)·차료(次髎)·중극(中極)

(비뇨기)

병 증	1차 치료혈	2차 치료혈
음위(陰痿)	신문(神門)·심유(心兪)·용문(龍門)·관원(關元)·기해(氣海)	곡골(曲骨)·중극(中極)·차료(次髎)·신유(腎兪)
유정(遺精)	관원(關元)·중극(中極)·기충(氣衝)·곡천(曲泉)·삼음교(三陰交)·신문(神門)	간유(肝兪)·신유(腎兪)·지실(志室)·양관(陽關)·차료(次髎)
고환염	태충(太衝)·삼음교(三陰交)·중도(中都)·관원(關元)·중극(中極)	기충(氣衝)·충문(衝門)·귀래(歸來)·수도(水道)
몽정(夢精)	신문(神門)·심유(心兪)·태계(太谿)·지실(志室)·명문(命門)	신유(腎兪)·대혁(大赫)·삼음교(三陰交)·관원(關元)·기해(氣海)

(6) 신경계

병 증	1차 치료혈	2차 치료혈
뇌출혈	백회(百會)·수십이정혈(手十二井穴)·족십이정혈(足十二井穴) 혹 십선(十宣)·용천(湧泉)	풍지(風池)·합곡(合谷)·족삼리(足三里)·행간(行間)
뇌연화증	풍지(風池)·심유(心兪)·신유(腎兪)·곡지(曲池)·공최(孔最)·족삼리(足三里)·양능천(陽陵泉)·태계(太谿)	백회(百會)·견중유(肩中兪)·간유(肝兪)·대장유(大腸兪)·위중(委中)·현종(懸鍾)·환도(環跳)
반신불수	백회(百會)·풍지(風池)·견정(肩井)·견료(肩髎)·간유(肝兪)·신유(腎兪)·곡지(曲池)·수삼리(手三里)·합곡(合谷)	사독(四瀆)·풍시(風市)·족삼리(足三里)·구허(丘墟)·삼음교(三陰交)·위중(委中)·양능천(陽陵泉)
언어장애	풍부(風府)·풍지(風池)·예풍(翳風)·부돌(扶突)·하관(下關)·협차(頰車)·심유(心兪)·간유(肝兪)·신문(神門)	아문(啞門)·천주(天柱)·신주(身柱)·금진옥액(金津玉液)·염천(廉泉)
뇌졸중 예방	백회(百會)·곡빈(曲鬢)·견정(肩井)·풍시(風市)·족삼리(足三里)·현종(懸鍾)·곡지(曲池)에 뜸뜬다.	견정(肩井)·풍지(風池)·수삼리(手三里)·용천(湧泉)·태충(太衝)
뇌빈혈	천주(天柱)·인중(人中)·거궐(巨闕)·기해(氣海)·족삼리(足三里)·태돈(太敦)·소택(少澤)	중완(中脘)·기해(氣海)·간유(肝兪)·비유(脾兪)

(신경계)

병 증	1차 치료혈	2차 치료혈
뇌충혈	천주(天柱)·견정(肩井)·고황(膏肓)·합곡(合谷)·곡지(曲池)·족삼리(足三里)	중충(中衝)·소충(少衝)·이첨(耳尖) 점자출혈
신경쇠약	백회(百會)·내관(內關)에 뜸, 기해(氣海)·족삼리(足三里)·합곡(合谷)	중완(中脘)·위유(胃兪)·비유(脾兪)
히스테리	백회(百會)·풍지(風池)·천주(天柱)·신주(身柱)·신문(神門)·태충(太衝)·삼음교(三陰交)	간유(肝兪)·신유(腎兪)·소장유(小腸兪)·차료(次髎)·중완(中脘)·기해(氣海)·곡택(曲澤)·곡천(曲泉)
편두통	태양(太陽)·현노(懸顱)·외관(外關)·족임읍(足臨泣)	풍지(風池)·태양(太陽)·합곡(合谷)
전액통(前額痛)	인당(印堂)·양백(陽白)·찬죽(攢竹)·내정(內庭)·곡지(曲池)	풍지(風池)·태양(太陽)·합곡(合谷)
두정통(頭頂痛)	백회(百會)·신회(顖會)·태충(太衝)·용천(湧泉)·내관(內關)	풍지(風池)·태양(太陽)·합곡(合谷)
후두통(后頭痛)	천주(天柱)·옥침(玉枕)·후계(后谿)·신맥(申脈)	풍지(風池)·태양(太陽)·합곡(合谷)
두중(頭重)	풍지(風池)·천주(天柱)·견정(肩井)·신주(身柱)·신유(腎兪)·수삼리(手三里)·신문(神門)·복류(復溜)·음곡(陰谷)	두유(頭維)·백회(百會)·솔곡(率谷)·뇌공(腦空)·풍부(風府)

(신경계)

병 증	1차 치료혈	2차 치료혈
견응통(肩凝痛)	풍지(風池)·천주(天柱)·견정(肩井)·견외유(肩外兪)·곡원(曲垣)·거골(巨骨)·병풍(秉風)	복류(復溜)·액문(液門)·간유(肝兪)·외관(外關)
현운(眩暈)	상성(上星)·백회(百會)·완골(完骨)·천주(天柱)·신주(身柱)·액문(液門)·협계(俠谿)	복류(復溜)·태충(太衝)·간유(肝兪)·외관(外關)
불면증	인당(印堂)·신문(神門)·삼음교(三陰交)·용천(涌泉)	풍지(風池)·태계(太谿)·내관(內關)
안면 신경마비	예풍(翳風)·사백(四白)·태양(太陽)·임읍(臨泣)·찬죽(攢竹)·동자료(瞳子髎)·지창(地倉)·화료(禾髎)·협승장(夾承漿)·협차(頰車)·영향(迎香)	수구(水溝)·합곡(合谷)·양백(陽白)·내정(內庭)·태충(太衝)·견정(牽正)
안근마비(眼筋痲痺)	합곡(合谷)·함곡(陷谷)·곡지(曲池)·사죽공(絲竹空)·정명(睛明)·찬죽(攢竹)·동자료(瞳子髎)	승읍(承泣)·화료(和髎)·사백(四白)·풍지(風池)·천주(天柱)
요골신경마비	견우(肩髃)·곡지(曲池)·수삼리(手三里)·공최(孔最)·족삼리(足三里)·지기(地機)	경1-경7협척혈(頸1-頸7夾脊穴)·흉1협척혈(胸1夾脊穴)

(신경계)

병 증	1차 치료혈	2차 치료혈
척골신경마비	견정(肩貞)·소해(小海)·청영(青靈)·소해(少海)·지정(支正)·신문(神門)·음곡(陰谷)	경1-경7협척혈(頸1-頸7夾脊穴)·흉1협척혈(胸1夾脊穴)
정중신경마비	천종(天宗)·소락(消濼)·삼양락(三陽絡)·외관(外關)·곡택(曲澤)·간사(間使)·태능(太陵)·양보(陽輔)·삼음교(三陰交)	경1-경7협척혈(頸1-頸7夾脊穴)·흉1협척혈(胸1夾脊穴)
안면신경경련	합곡(合谷)·내정(內庭)·태충(太衝)·협차(頰車)·태양(太陽)·하관(下關)	지창(地倉)·대영(大迎)·권료(顴髎)·영향(迎香)
저작근경련	삼간(三間)·함곡(陷谷)·협차(頰車)·승장(承漿)·협승장(夾承漿)·하관(下關)	예풍(翳風)·견정(牽正)·풍지(風池)·태충(太衝)·양능천(陽陵泉)
비복근경련	은문(殷門)·위중(委中)·승근(承筋)·승산(承山)·축빈(築賓)·곤륜(崑崙)·복삼(僕參)	비유(脾兪)·신유(腎兪)·대장유(大腸兪)
횡격막경련	공손(公孫)·내관(內關)·구미(鳩尾)·거궐(巨闕)·기문(期門)·일월(日月)	단중(膻中)·격유(膈兪)·중완(中脘)·불용(不容)·천주(天柱)·경4협척혈(頸4夾脊穴)
서경(書痙)	통천(通天)·곡지(曲池)·풍지(風池)·삼양락(三陽絡)·양지(陽地)·고황(膏肓)·견정(肩井)·천종(天宗)	사독(四瀆)·외관(外關)·공최(孔最)

(신경계)

병 증	1차 치료혈	2차 치료혈
주취(舟醉) 및 차취(車醉)	신회(顖會)·간유(肝兪)·신유(腎兪)·중완(中脘)·천추(天樞)·족삼리(足三里)·삼음교(三陰交)·내정(內庭)	공손(公孫)·내관(內關)
후두신경통(后頭神經痛)	천주(天柱)·풍지(風池)·풍부(風府)·완골(完骨)·뇌공(腦空)·대저(大杼)·금문(金門)	후계(后谿)·신맥(申脈)·경1-경4협척혈(頸1-頸4夾脊穴)
상완신경통(上腕神經痛)	노회(臑會)·곡지(曲池)·수삼리(手三里)·소해(少海)·사독(四瀆)·지정(支正)·태능(太陵)·합곡(合谷)	천료(天髎)·천종(天宗)·노유(臑兪)·중부(中府)·경5-경7협척혈(頸5-頸7夾脊穴)·경1협척혈(頸1夾脊穴)
늑간신경통(肋間神經痛)	궐음유(厥陰兪)·심유(心兪)·격유(膈兪)·간유(肝兪)·단중(膻中)·기문(期門)·장문(章門)·연액(淵液)·대포(大包)	상응협척혈(相應夾脊穴)·족임읍(足臨泣)·외관(外關)
요복신경통(腰腹神經痛)	간유(肝兪)·신유(腎兪)·대장유(大腸兪)·양관(陽關)·차료(次髎)·포황(胞肓)·대거(大巨)·충문(衝門)·기문(箕門)	삼음교(三陰交)·인중(人中)·태충(太衝)·내정(內庭)
고신경통(股神經痛)	대장유(大腸兪)·관원유(關元兪)·환도(環跳)·승부(承扶)·비관(髀關)·기문(箕門)	요3-요5협척혈(腰3-腰5夾脊穴)·상료(上髎)·중료(中髎)·압통점(壓痛点)

(신경계)

병 증	1차 치료혈	2차 치료혈
좌골신경통(坐骨神經痛)	환도(環跳)·은문(殷門)·양능천(陽陵泉)·족삼리(足三里)·위중(委中)·승부(承扶)·위양(委陽)·구허(丘墟)·곤륜(崑崙)	요3-요5협척혈(腰3-腰5夾脊穴)·상료(上髎)·중료(中髎)·압통점(壓痛点)
요통(腰痛)	위중(委中)·곤륜(崑崙)·은문(殷門)·명문(命門)·신유(腎兪)·지실(志室)·양관(陽關)·대장유(大腸兪)·십칠추하(十七椎下)·관원유(關元兪)	인중(人中)·은교(齦交)·기해(氣海)

(7) 부인과

병 증	1차 치료혈	2차 치료혈
희발월경 및 과소월경	견정(肩井)·합곡(合谷)·삼음교(三陰交)·태충(太衝)·혈해(血海)·곡천(曲泉)·조해(照海)	지실(志室)·차료(次髎)·수도(水道)·귀래(歸來)·중극(中極)·곡골(曲骨)
무월경	견정(肩井)·합곡(合谷)·삼음교(三陰交)·태충(太衝)·혈해(血海)·곡천(曲泉)·조해(照海)	지실(志室)·차료(次髎)·수도(水道)·귀래(歸來)·중극(中極)·곡골(曲骨)
빈발월경 및 과다월경	혈해(血海)·격유(膈兪)·삼음교(三陰交)·합곡(合谷)·관원(關元)·족삼리(足三里)	용문(龍門)·태계(太谿)·태충(太衝)·기충(氣衝)
월경곤란	관원유(關元兪)·수도(水道)·관원(關元)·공최(孔最)·합곡(合谷)·삼음교(三陰交)	축빈(築賓)·태계(太谿)·행간(行間)·간유(肝兪)·지실(志室)

(8) 운동계

병　증	1차 치료혈	2차 치료혈
낙침(落枕)	후계(後谿)・신맥(神脈)・족임읍(足臨泣)・외관(外關)・외노궁(外勞宮)	대추(大椎)・경1-경7 협척혈(頸1-頸7夾脊穴)
급성요염상(腰捻傷)	인중(人中)・은교(齦交) 점자출혈・위중(委中)・수요퇴점(手腰腿点)	대장유(大腸兪)・요양관(腰陽關)・압통점(壓痛点)
견관절주위염	곡지(曲池) 투 소해(少海)・천종(天宗)・거골(巨骨)・운문(雲門)・견정(肩貞)	경5-경7협척혈(頸5-頸7夾脊穴)・흉1협척혈(胸1夾脊穴)・압통점(壓痛点)
흉협통(胸脇痛)	족임읍(足臨泣)・외관(外關)・양능천(陽陵泉)・지구(支溝)	대포(大包)・연액(淵液)・첩근(輒筋)・상응협척혈(相應夾脊穴)
수완부건초염(手腕部腱鞘炎)	양계(陽谿)・어제(魚際)・양지(陽池)・양곡(陽谷)・열결(列缺)	곡지(曲池)・척택(尺澤)・곡택(曲澤)・외관(外關)・소해(小海)
슬관절통	양구(梁丘)・외슬안(外膝眼)・내슬안(內膝眼)・음능천(陰陵泉)・음곡(陰谷)・곡천(曲泉)・위중(委中)・양능천(陽陵泉)	족삼리(足三里)・양교(陽交)・지기(地機)・축빈(築賓)・승근(承筋)・상거허(上巨虛)
과관절염상(踝關節捻傷)	태계(太谿)・중봉(中封)・구허(丘墟)・신맥(申脈)・곤륜(崑崙)・해계(解谿)	삼음교(三陰交)・양보(陽輔)・부양(跗陽)・교신(交信)・조구(條口)
류마티스성 관절염	순경취혈(循經取穴)을 하고 전신요법(全身療法)을 한다.	통처(痛處)를 위주로 취혈한다.

(9) 소아과

병 증	1차 치료혈	2차 치료혈
습관성 토유(吐乳)	사상대(絲狀大)로 신주(身柱)에 구(灸) 3장(壯)	피부침으로 배부(背部) 방광경과 복부 위경(胃經)을 가볍게 자극한다.
소화불량증	신주(身柱)·명문(命門)에 사상대(絲狀大)로 구(灸) 3-5장(壯)	폐유(肺兪)·비유(脾兪)·중완(中脘)·기해(氣海)·곡지(曲池)·풍륭(豊隆)을 가볍게 경자(輕刺)
구내염	후두부(後頭部)·배부(背部)의 방광경(膀胱經)·전경부일대(前頸部一帶)·손의 폐경(肺經)·발의 위경(胃經)을 피부침한다.	신주(身柱)·비유(脾兪)·수삼리(手三里)에 구(灸) …사상대(絲狀大) 3장
유행성 이하선염(耳下腺炎)	예풍(翳風)·협차(頰車)·합곡(合谷)·행간(行間)·내정(內庭)	곡지(曲池)·소상(少商)·상양(商陽)·혈해(血海)·삼음교(三陰交)·곡천(曲泉)
백일해	폐유(肺兪)·비유(脾兪)·중부(中府)·중완(中脘)·곡지(曲池)·척택(尺澤)	신주(身柱)·풍문(風門)·영대(靈臺)에 구(灸)
소아천식	신주(身柱)·풍문(風門)·영대(靈臺)·중부(中府)·척택(尺澤)·정천(定喘)	수삼리(手三里)·중완(中脘)·지창(地倉)
경풍(驚風)	백회(百會)·인당(印堂)·인중(人中)·합곡(合谷)·십선(十宣)·사봉(四縫)	내관(內關)·후계(後谿)·중완(中脘)·지창(地倉)
야제(夜啼)	이간(二間)·전곡(前谷)·사봉(四縫)·백회(百會)·인중(人中)	신주(身柱)·폐유(肺兪)에 소구(小灸) 3장 한다.

(소아과)

병 증	1차 치료혈	2차 치료혈
야뇨(夜尿)	중극(中極)·관원(關元)·명문(命門)·삼음교(三陰交)·신문(神門)·음릉천(陰陵泉)	백회(百會)·신주(身柱)·차료(次髎)·경골(京骨)·곤륜(崑崙)·척택(尺澤)
소아마비 후유증	- 하지탄탄(下肢癱瘓) - 명문(命門)·양관(陽關)·요1-요5협척혈(腰1-腰5夾脊穴)·환측(患側)~상료(上髎)·차료(次髎)·환도(環跳)·은문(殷門)·복토(伏兎)·족삼리(足三里)·양릉천(陽陵泉)	질변(秩邊)·건슬(建膝)·능후(陵後)·위양(委陽)·위중(委中)·족하수점(足下垂点)·해계(解谿)
	- 상지탄탄(上肢癱瘓) - 대추(大椎)·견우(肩髃)·견료(肩髎)·견정(肩貞)·곡지(曲池)·수삼리(手三里)·합곡(合谷)	경5-경7협척혈(頸5-頸7夾脊穴)·소해(小海)·외관(外關)·천종(天宗)
	- 면탄(面癱) - 하관(下關)·협차(頰車)·견정(牽正)·합곡(合谷)·내정(內庭)·삼간(三間)	태충(太衝)·예풍(翳風)·풍지(風池)·양능천(陽陵泉)
	- 항기탄탄(項肌癱瘓) - 천주(天柱)·신설(新設)·천용(天容)·천유(天牖)·완골(完骨)	경2-경6협척혈(頸2-頸6夾脊穴)
	- 복기탄탄(腹肌癱瘓) - 중완(中脘)·양문(梁門)·천추(天樞)·기해(氣海)·상거허(上巨虛)	상응협척혈(相應夾脊穴)

(10) 이비인후과

병 증	1차 치료혈	2차 치료혈
외이염	예풍(翳風)·곡지(曲池)·합곡(合谷)·외관(外關)·족임읍(足臨泣)	풍지(風池)·각손(角孫)·청궁(聽宮) 귀 주위에 피부침을 한다.
중이염	이문(耳門)·청회(聽會)·완골(完骨)·예풍(翳風)·대저(大杼)·폐유(肺兪)·신유(腎兪)·곡지(曲池)·척택(尺澤)·합곡(合谷)·광명(光明)·복류(復溜)	귀 주위에 경혈(經穴)에 구(灸)를 하여도 효과적이다.
이통(耳痛)	상양(商陽) 점자출혈·예풍(翳風)·족임읍(足臨泣)·외관(外關)·이문(耳門)	중저(中渚)·후계(後谿)·규음(竅陰)
난청(難聽)	예풍(翳風)·풍지(風池)·청궁(聽宮)·소해(少海)·신유(腎兪)·외관(外關)·태계(太谿)	관충(關衝)·규음(竅陰) 점차출혈
이명(耳鳴)	완골(完骨)·예풍(翳風)·풍지(風池)·중저(中渚)·전곡(前谷)	외관(外關)·족임읍(足臨泣)·행간(行間)·풍륭(豊隆)·태계(太谿)·신유(腎兪)
농아(聾啞)	이문(耳門)·청궁(聽宮)·청회(聽會)·예풍(翳風)·아문(啞門)·염천(廉泉)·풍부(風府)	합곡(合谷)·중저(中渚)·외관(外關)·족임읍(足臨泣)·예명(翳明)
비염(鼻炎)	인당(印堂)·합곡(合谷)·영향(迎香)·비통(鼻通)	상성(上星)·족삼리(足三里)·인중(人中)·화료(和髎)

(이비인후과)

병 증	1차 치료혈	2차 치료혈
부비강염(副鼻腔炎)	영향(迎香)·찬죽(攢竹)·통천(通天)·영향(迎香)·열결(列缺)	상성(上星)·풍지(風池)·합곡(合谷)·행간(行間)·곡차(曲差)·풍부(風府)
비(鼻)출혈	신회(顖會)·천주(天柱)·폐유(肺兪)·공최(孔最)·풍부(風府)	상성(上星)·풍지(風池)·천주(天柱)·완골(完骨)·인당(印堂)
후각감퇴	영향(迎香)·상성(上星)·천주(天柱)·비통(鼻通)	신회(顖會)·풍부(風府)·합곡(合谷)·족삼리(足三里)
인두염	예풍(翳風)·인영(人迎)·천돌(天突)·대추(大椎)·풍문(風門)·수삼리(手三里)·척택(尺澤)	열결(列缺)·조해(照海)
후두염	예풍(翳風)·인영(人迎)·천돌(天突)·대추(大椎)·풍문(風門)·수삼리(手三里)·척택(尺澤)	열결(列缺)·조해(照海)
편도선염	천용(天容)·삼상(三商-少商·中商·老商)·어제(魚際)	합곡(合谷)·곡지(曲池)·내정(內庭)
치통	합곡(合谷)·하관(下關)·협차(頰車)·내정(內庭)·태계(太谿)	수아통점(手牙痛点)·열결(列缺)·온류(溫溜)·극문(隙門)
치은염(齒齦炎)	내정(內庭)·족삼리(足三里)·대영(大迎)·하관(下關)	환부(患部)에 직접 자침하면 효과적이다.
치은(齒齦)출혈	합곡(合谷)·내정(內庭)·족삼리(足三里)	협차(頰車)·하관(下關)·대영(大迎)·승장(承漿)
구취(口臭)	내정(內庭)·족삼리(足三里)·편력(偏歷)·삼간(三間)	지창(地倉)·승장(承漿)·인중(人中)

(11) 안과

병 증	1차 치료혈	2차 치료혈
맥립종(麥粒腫: 다래끼)	합곡(合谷)·풍지(風池)·태양(太陽)	정명(睛明)·건명(建明)·찬죽(攢竹)·천주(天柱)·삼간(三間)·양노(養老)·광명(光明)
안검경련(眼瞼痙攣)	견정(牽正)·예풍(翳風)·합곡(合谷)·내정(內庭)·어요(魚腰) 투 정명(睛明)·사백(四白)	찬죽(攢竹) 투 정명(睛明)·양백(陽白)·태충(太衝)
안검하수(眼瞼下垂)	양백(陽白)·태양(太陽)·두유(頭維)·풍지(風池)	사죽공(絲竹空) 투 어요(魚腰)·찬죽(攢竹) 투 어요(魚腰)
결막염	풍지(風池)·태양(太陽)·합곡(合谷)·광명(光明)·태충(太衝)	이첨(耳尖)·인당(印堂)·어요(魚腰)·사죽공(絲竹空)에 점자출혈(点刺出血)
유루(流淚)	정명(睛明)·구후(球後)·찬죽(攢竹)	합곡(合谷)·광명(光明)·족삼리(足三里)·태충(太衝)·목창(目窓)
수명(羞明: 눈부심)	찬죽(攢竹)·객주인(客主人)·사백(四白)·풍지(風池)·천주(天柱)·폐유(肺兪)·합곡(合谷)	목창(目窓)·광명(光明)·양노(養老)·화료(和髎)·간유(肝兪)
안통(眼痛)	합곡(合谷)·내정(內庭)·행간(行間)·소충(少衝)	인당(印堂)·이첨(耳尖)·어요(魚腰)·태양(太陽)·사백(四白)·점자출혈(点刺出血)
녹내장	풍지(風池)·찬죽(攢竹)·동자료(瞳子髎)·합곡(合谷)·태충(太衝) 태계(太谿)·삼음교(三陰交)·간유(肝兪)	금문(金門)·신맥(申脈)·행간(行間)·족삼리(足三里)

(안과)

병 증	1차 치료혈	2차 치료혈
백내장	광명(光明)・목창(目窓)・승읍(承泣)・풍지(風池)・구후(球後)・상승읍(上承泣)	정명(睛明)・어요(魚腰)・찬죽(攢竹)・동자료(瞳子髎)・합곡(合谷)
노안(老眼)	화료(和髎)・풍부(風府)・풍지(風池)・견정(肩井)・신주(身柱)・간유(肝兪)・신유(腎兪)・곡지(曲池)・족삼리(足三里)・외구(外丘)에 구(灸)한다.	찬죽(攢竹)・풍지(風池)・천주(天柱)・견정(肩井)・폐유(肺兪)・곡지(曲池)・합곡(合谷)・자침(刺針)
전광성 안염(電光性眼炎)	태양(太陽)・사백(四白)・합곡(合谷)・인당(印堂)	양백(陽白)・어요(魚腰)・행간(行間)
각막예-백반(角膜翳-白斑)	건명1(建明1)・건명2(建明2)・정명(睛明)・승읍(承泣)・태양(太陽)・합곡(合谷)・예명(翳明)	정명(睛明)・간유(肝兪)・태충(太衝)・광명(光明)

(12) 피부과

병 증	1차 치료혈	2차 치료혈
담마진(蕁麻疹 ~두드러기)	합곡(合谷)·곡지(曲池)·견우(肩髃)·비노(臂臑)·대추(大椎)·풍지(風池)	혈해(血海)·풍시(風市)·삼음교(三陰交)·족삼리(足三里)·격유(膈兪)
피부소양증(가려움증)	합곡(合谷)·곡지(曲池)·견우(肩髃)·비노(臂臑)·대추(大椎)·풍지(風池)	혈해(血海)·풍시(風市)·삼음교(三陰交)·족삼리(足三里)·격유(膈兪)
계안(鷄眼-티눈)	환부(患部)의 크기에 비슷한 뜸쑥을 놓고 5~7상 정도 뜸 뜬다.	
우췌(疣贅-사마귀)	최대(最大)의 것에 뜸을 5~7장 정도 뜨면 없어진다.	
원형탈모증	탈모부(脫毛部)의 중심에다가 소구(小灸) 5~7장을 뜨면 생모(生毛)되는 수가 있다.	천추(天樞)·대추(大椎)·폐유(肺兪)·곡지(曲池) 등에 구(灸) 병용
익수(溺水)	영향(迎香) 투 비혈담점(鼻穴膽点)·용천(湧泉)·회음(會陰)	합곡(合谷)·태충(太衝)
일사병	곡지(曲池)·대추(大椎)·내관(內關)·인중(人中)	용천(湧泉)·십선(十宣) 및 위중(委中)
휴극(休克)	소료(素髎)·내관(內關)·인중(人中)·중충(中衝)	족삼리(足三里)·용천(湧泉)
혼미	-폐증(閉症)- 인중(人中)·십선(十宣)·합곡(合谷)·태충(太衝)	대추(大椎)·내관(內關)·풍륭(豊隆)·용천(湧泉)
	-탈증(脫症)- 백회(百會)·기해(氣海)·관원(關元)·소료(素髎)·태연(太淵)·복류(復溜)	합곡(合谷)·노궁(勞宮)·족삼리(足三里)

(피부과)

병 증	1차 치료혈	2차 치료혈
운궐(暈厥)	인중(人中)·중충(中衝)·족삼리(足三里)·십선(十宣)	소상(少商)·합곡(合谷)·후계(後谿) 투 노궁(勞宮)·용천(湧泉)
감전(感電)	영향(迎香) 투 비혈담점(鼻穴膽点)·아문(啞門)·흥분(興奮)	소상(少商)·회음(會陰)

제 3 편

각종 질환에 따른 치료법

1 호흡기계통 질환

■ 폐(허파)

인체가 생명을 유지하기 위해서는 밖으로부터 충분한 산소(O_2)를 공급받아 체내에 신진대사 활동이 이루어져야 이산화탄소(CO_2)를 배출시키는 호흡작용이 끊임없이 지속된다.

이러한 운행과 활동이 활기차게 진행되어야 건강한 생명을 유지하며 오래 살아갈 수 있다. 숨을 쉰다는 것은 다시 말하면 살아있다는 증거로서 호흡중추에 의하여 쉬지 않고 자동적으로 끊임없이 조정되고 있다.

호흡기계통이라 함은 이러한 공기의 분배 및 가스 교환을 담당하는 기관들을 총칭한 것이다. 가스 교환은 주로 폐포(허파꽈리)에서 이루어지고, 기타 호흡기관들은 공기가 들어가고 나가는 이동 통로이다.

폐포의 세포수는 대략 3억 개 정도로 추산하는데, 이 세포들을 한 겹으로 펴놓으면 표면적이 우리 피부 면적의 약 40배에 가깝다고 하며, 그 넓이가 20평 정도의 넓이라고 한다. 면적이 이렇게 넓은 것은 그만큼 가스 교환을 무리없이 원활하게 해주기 위한 것이다.

간혹 가스 사고로 질식사 하는 경우를 보게 된다. 이것은 일산화탄소나 다른 유해 가스가 우리 몸에서 산소를 흡수하는 혈색소가 산소와의 결합을 뒤로 미루고 유해 가스와 먼저 결합해 버려서 오는 참사로 이어진다. 그 원인은 일산화탄소나 다른 유해 가스는 산소에 비해 혈색소와 결합하는 능력이 200배 이상 강하기 때문에 산소보다 먼저 결합해서 오는 결과라고 보면 된다.

들이마시는 공기의 조성 비율은 산소가 약 21%이고, 탄산가스가 0.02～0.03%인데 비해 내쉬는 공기에는 산소가 13～17%로 줄어 있고, 탄산가스는 3～5%로 늘어나 있는 것은 이러한 가스 교환의 결과이다.

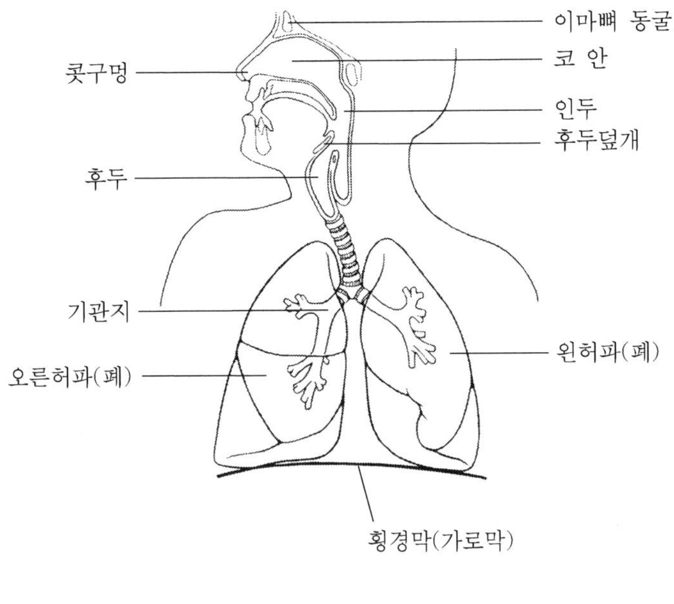

호흡기계통 허파(폐)

공기를 들이마실 때는 가슴 속이 넓어지면서 공기가 들어가고, 내쉴 때는 횡경막(가로막)이 올라가면서 가슴 속이 좁아지고 폐가 수축되어 공기가 빠져 나간다. 횡경막이 마치 풀무질하는 운동과 같다. 폐에 담을 수 있는 공기의 양을 폐활량이라 하는데, 성인 남자의 경우 약 5,000 cc이며, 숨을 완전히 내쉰 뒤에도 잔기량이라 하여 약 1,400～1,500 cc 정도가 남아 있다.

안정된 상태에서는 1회 환기량이 500 cc 정도로 폐활량의 10% 정도밖에 안 되지만, 운동이나 육체노동 등으로 산소가 부족해지거나 체온이 상승하면 호흡량이 증가하도록 되어 있다. 안정 시에는 호흡량이 분당 1.2～1.5 ℓ 정도되며, 운동 시에는 7～10 ℓ 로 증가하는데, 산소량으로 따지면 안정 시에는 분당 300 cc에서 2,000 cc로 증가하게 된다.

가스 교환이 이루어지는 곳이 폐포(허파꽈리)인데, 이곳에서 공기와 혈액 사이에 이루어지는 호흡을 일차호흡이라 하고, 혈액과 조직세포들 사이에 이루어지는 호흡을 이차호흡(내호흡 또는 조직호흡)이라 부른다. 이차호흡이 일어나야 진정한 호흡인 호흡기계통과 순환기계통의 기능이 합쳐져서 이루어지는 것이다.

인체에서 숨을 쉴 때 제일 먼저 공기가 들어오는 곳이 코 안이며, 코 안쪽을 비강이라 한다. 코 안은 바깥 공기를 받아들이는 첫 번째 관문으로서 단순한 통로 역할만 하는 것이 아니고 호흡공기 속의 불순물을 여과하고, 공기의 온도와 습도를 조절하며, 이 외에 발성을 도와주고 점막의 자극을 판별하는 일반 감각기관과 후각기관으로 작용한다.

그러므로 이러한 기능을 수행하는 데 필요한 구조물들이 실제로 코 안에 장착되어 아주 편리하게 갖추어져 있다. 코 안뜰(비전정)은 피부로 덮여 있으나 나머지 코 점막은 점액세포를 많이 함유한 섬모 원주상피로 덮여 있고, 끈끈한 점액이 발라져 있어 공기 속의 미세한 먼지가 붙게 되어 있다. 섬모는 점막 표면에 있는 점액을 목구멍쪽으로 밀어 보내는 운동을 쉬지 않고 계속하고 있다. 상피 밑의 점막조직에는 굵은 정맥동굴들이 있어 흡입되는 공기를 덥히거나 식히는 작용을 한다.

흔히 작은 상처나 자극에도 많은 피를 흘리는 코 출혈은 정맥동굴 때문이다. 공기가 폐로 들어가는 통로 곳곳에는 청소를 해내는 방어기능이 잘 준비되어 있는데, 이 물질의 크기에 따라 상기도 또는 기관지나 세기관지(細氣管枝)에 달라붙은 것들이 섬모 연속운동에 의해 배출된다.

대개 침착물의 90% 이상이 2시간 이내에 제거될 정도로 청소기능이 뛰어나다. 가래라는 것은 이러한 유해물질의 덩어리이므로 삼키지 말고 무조건 뱉는 것이 건강에 좋다. 사람은 누구에게나 유해 침착물이 모아져 가래가 생기는데, 자기도 모르게 가래를 삼키는 사람은 가래가 없다고 말한다.

기관지를 통과한 아주 작은 먼지나 가스는 폐포에까지 도달해 백혈구나 대식세포에 의해 제거되며, 이들 세포는 세기관지로 이동되어 기관지 통로의 섬모운동에 의해서 제거되거나 폐포와 모세혈관 사이의 조직으로 들어가 임파계를 통해 제거된다.

더욱 깊숙이 들어간 것들은 재채기를 통하거나 기침을 통해서 제거된다. 냄새를 감식하는 후각기관은 코 안 천정에 있는 후각상피에 있다. 사람의 후각상피의 면적은 5 cm^2 정도이며, 신경세포인 후각세포와 후각세포를 지지하는 지지세포와 바닥세포 등으로 구성되어 있다.

사람이 공기를 들이마시면 콧구멍을 통하여 코인두와 입인두를 거쳐 후두로 들어간다. 코인두 앞쪽으로는 코 안으로 통하는 양쪽 뒤콧구멍이 있고, 뒤쪽으로는 귀인두관이 있다. 귀인두관은 가운데 귀(중이)로 통하는 길이 2.7 cm 정도의 관으로서 고막 안쪽의 기압을 바깥과 다르지 않게 조절을 하는 기능이 있는데, 어린아이일수록 관이 곧고 넓어서 인두의 염증이 쉽게 파급되어 중이염(가운데 귀 염증)이 유발될 수 있다.

코인두의 점막에는 인두편도가 있으며, 이곳이 염증으로 비대해지면 뒤콧구멍을 막아 심한 경우 항상 입을 벌리고 숨을 쉬는 소위 아데노이드 양을 나타내며, 이러한 경우 코 곁동굴에 분비물이 고여 축농증을 유발하기 쉽다.

입인두의 앞쪽으로 입 안과의 경계 부분인 목구멍에는 입천장편도가 있고, 혀뿌리에는 작은 혀편도들이 깔려 있다. 후두는 입인두와 기관 사이에 있으며, 물렁뼈와 뼈대 근육으로 구성되어 있고, 음식을 삼킬 때 기도로 들어오는 것을 방지하는 장치와 발성기관인 성대를 조절하는 장치들이 있어 복잡한 구조를 이루고 있다. 소리는 공기가 성대문틈새(성문열)를 통해서 배출될 때 성대가 진동하여 생긴다.

이때 성대는 부분적으로 모음운동을 하면서 긴장도를 조절하여 높낮이를 변화시키는데, 성대의 모양에 따라 사람마다 음질이 다르다. 그 외에도 코 안의 모양, 입 안 인두 및 코 곁동굴 등의 크기나 모양도 음질에 영향을 미친다. 양쪽 성대주름 사이를 성대문틈새(성문열)라고 하는데, 틈새가 좁기 때문에 염증 등에 의한 부종이 심하게 일어나면 질식을 일으키기도 한다.

이러한 경우 응급으로 목의 앞 아래 부위에서 기관을 절개하여 공기의 출입구를 만들어 줘야 호흡을 할 수 있다. 흔히 볼 수 있는 쉰소리는 성대의 부종에 의한 것이며, 이런 상태에서 기침을 하면 소리가 크게 울리는 쉰 기침소리가 난다.

후두벽의 근육들은 삼킴 호흡 및 발성에 중요한 기능과 역할을 한다. 모뿔 물렁뼈에서 후두덮개로 연결된 모뿔 덮개근은 삼킴운동 때에 후두 입구를 닫아 주며, 그 외의 근육들은 모두 소리조절에 관여하는데, 반지물렁뼈와 모뿔물렁뼈를 잇는 근육 중 뒤반지모뿔근은 성대문을 넓게 열어 많은 공기가 지나갈 수 있게 하는 중요한 근육이다. 기관은 둥근 관으로서 후두 부분에서부터 오른쪽, 왼쪽 기관지로 갈라지는 기관분지 부분까지의 길이는 10 cm 정도이고, 직경은 약 2.5 cm 정도이다.

벽에는 가로로 놓인 C자형 고리물렁뼈 16~20개가 세로로 배열되어 있어 찌그러지지 않게 하며, 뒤쪽의 물렁뼈가 없는 부분은 민무늬 근육으로 연결되어 있다. 기관은 단순한 공기의 통로이지만, 이물질이 들어오면 민감하게 민무늬 근육의 수축이 가세하여 질식사를 초래하기도 한다.

▣ 기관과 기관지

기관이 반복해서 갈라져 세기관지(細氣管枝)가 되기 전까지를 모두 기관지라고 한다. 기관은 가슴의 중간 부위에서 2개의 일차기관지로 나뉘어 양쪽 허파로 들어가는데, 오른쪽이 왼쪽에 비해 굵고 짧으며 보다 수직으로 되어 있어 흡입된 다른 물질이 오른쪽 허파로 쉽게 많이 들어간다.

일차기관지는 허파로 들어가면서 오른쪽은 3개, 왼쪽은 2개의 이차기관지 즉, 엽기관지(葉氣管枝)로 나누어지며, 이 엽기관지들은 다시 오른쪽에서는 10개, 왼쪽에서는 8개의 삼차기관지, 다시 말해서 구역기관지로 나누어진다.

삼차기관지는 몇 차례 더 분지하여 수많은 세기관지로 나누어지며, 최종적으로 가스 교환이 가능한 호흡 세기관지와 폐포관(허파꽈리관)을 형성한다. 가스 교환은 주로 폐포관(허파꽈리관)에서 이루어진다.

기관지는 기관과 흡사하다. 갈라져 가면서 점점 좁아지고, 벽이 얇아지면서 물렁뼈도 얇고 불완전하게 된다. 직경이 1 mm 이하인 작은 세기관지에서는 그 벽에 연골이 없고 평활근섬유 및 탄력섬유로만 둘러싸이며, 점막도 거짓 중추섬모 원주상피에서 점차 세포의 키가 낮아져 얇은 상피로 변한다.

허파꽈리관은 수많은 허파꽈리들로 둘러싸여 있어 허파꽈리들의 입구에 의하여 관의 윤곽이 구분된다. 양쪽 허파에는 약 3억 개의 허파꽈리가 있고, 이들은 모세혈관 그물로 둘러싸여 있으며, 극도로 얇은 허파꽈리의 상피와 모세혈관의 내피 사이에 얇은 기저막이 가로막고 있는데, 이것을 통하여 가스 교환이 이루어진다.

허파꽈리의 전체 면적은 체표 면적의 약 40배에 해당하는 70 m^2에 이른다. 허파(폐)는 가슴우리에 들어있는 기관 중에서 가장 큰 기관으로서 횡경막에서 빗장뼈 윗부위까지 이른다. 윗부분은 좁고 뾰족하여 허파꼭대기라고 하고, 아래는 넓고 편평하여 허파바닥이라고 하며, 안쪽 면에는 기관지와 혈관들이 출입하는 폐문(허파문)이 있다.

가슴우리 중앙에 있는 심장이 정중간에서 약간 왼쪽으로 치우쳐 있어 왼허파는 오른허파보다 조금 작다. 허파의 기본 구조는 허파꽈리로 드나드는 공기 통로인 기관지계통과 허파꽈리를 싸고 있는 모세혈관 그물로 이어진 허파 혈관계통으로 구성되어 있다.

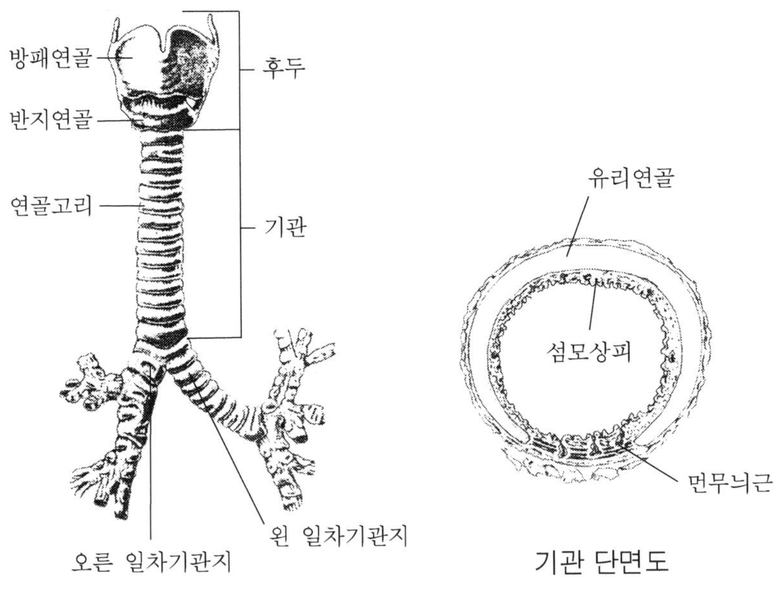

기관과 기관지

이차기관지에 의하여 오른허파는 3개, 왼허파는 2개의 허파엽으로 나뉘고, 다시 삼차기관지에 의하여 오른쪽은 10개, 왼쪽은 8개의 허파구역으로 나누어져 있는데, 이 허파엽과 허파구역은 결합조직으로 경계지어 있어 수술로도 부분절제를 할 수 있다고 한다.

가슴 안은 허파가 차지하고 있는 양쪽의 가슴막 공간과 그 사이에 심장과 큰 혈관들, 기관과 기관지 식도와 가슴샘 등이 있는 가슴세로칸의 3부분으로 나누어 구분한다.

가슴막 공간은 가슴막(늑막)에 의하여 싸여 있는데, 벽쪽 가슴막은 가슴벽은 물론 횡경막과 가슴세로칸을 연속으로 싸고 있고, 내장쪽 가슴막은 허파를 싸고 있다. 두 가슴막 사이는 하나의 잠재 공간으로서 공기가 없고, 따라서 음압상태이어서 흡기(들이쉼) 시 폐의 확장에 저항이 없으며, 다만 적은 양의 액체가 발라져 있어 호흡운동을 할 때 마찰을 방지한다.

벽쪽 가슴막은 가슴 가장자리 벽쪽에서 대략 열번째 갈비뼈 높이까지 내려가 있으나 공기를 깊이 들이마신 경우라도 내장쪽 가슴막으로 싸여져 있는 허파의 가장자리 끝이 여덟째 갈비뼈 부위까지만 내려가므로 두 가슴막 사이에 여유 있는 부분을 늑막함요(가슴막오목)라고 하며, 이 부분은 염증에 의한 고름이나 외상에 의한 혈액이 고였을 때 뽑아내기 위하여 해부를 할 수 있는 부위이다.

호흡은 호흡근육의 작용으로 가슴우리를 확장시키고 축소시킴으로써 대기의 압력과 가슴 안(폐)의 압력 간의 차이에 의해 공기가 들고 나가는 것이다. 호흡근육 중 중요한 것은 횡경막과 바깥갈비사이근이다. 횡경막이 수축되면 아래로 내려가면서 가슴우리가 길어지고, 바깥갈비사이근이 수축하면 앞쪽 갈비뼈 사이가 벌어지고 위로 들려져 가슴우리가 앞뒤와 옆으로 커지게 되어 공기를 끌어들이며, 이완하면 공기를 내보낸다.

정상 성인에서 일상적으로 조용히 들이마시고 내보내는 공기의 양을 호흡량이라고 하며, 약 500 ㎖이다. 공기를 내보낸 후에도 힘껏 짜낼 수 있는 공기의 양을 예비호기량이라고 하며, 이와 반대로 들이마시는 경우에도 호흡량보다 더 흡입할 수 있는 공기의 양을 예비흡기량이라고 한다.

폐활량은 호흡량, 예비흡기량 및 예비호기량을 합친 것으로써 개인에 따라 차이는 있으나 폐활량에 잔기량을 합친 것이 총 폐활량이다. 코 안에서 허파꽈리관에 이르기까지 공기 통로에 있는 공기는 대략 1회 호흡량의 30%인 150 ㎖ 정도로써 가스 교환에 참여 하지 못하므로 이것을 무효공기라고 하고, 나머지 허파꽈리에서 가스 교환에 참여하는 350 ㎖ 정도를 폐포(허파꽈리)호흡량이라고 한다.

※ 질환 등으로 호흡이 가쁜 것은 혈액을 폐로부터 심장으로 속히 돌려보내지 못하여 많은 양의 혈액이 폐 속에 남아 있어 폐포(허파꽈리)의 용적을 좁혀 폐활량이 감소된 결과이며, 폐기종 역시 허파꽈리(폐포)가 확장된 상태로 지속됨으로써 잔기량이 증가되어 결과적으로 폐활량 감소와 호흡곤란이 초래된다고 한다.

호흡막을 통한 허파호흡이나 모세혈관과 세포들 간의 조직호흡 모두 산소나 탄산가스는 이들의 분압의 차이, 다시 말하면 기울기(경사도)에 의해 높은 곳에서 낮은 곳으로 이동한다고 한다.

1. 감기 몸살

감기는 전염이 잘 되는 가장 흔한 질병으로서 갑자기 더운 곳에서 찬곳으로 간다든지 한기에 노출되면 신체 부위에 온도의 변화가 급변하여 기도 내에 생기는 급성 염증으로 인한 세균 감염에 의해 발병한다.

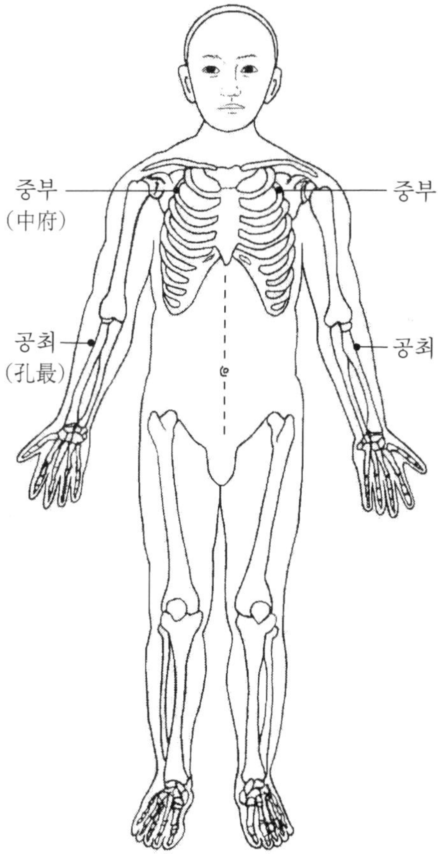

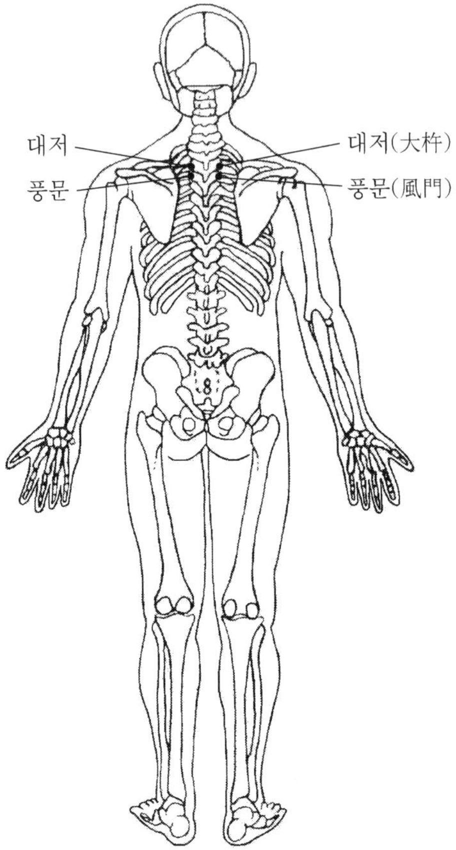

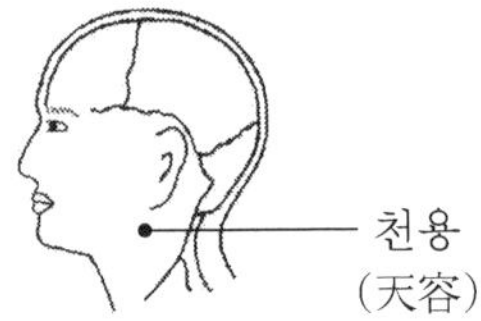

◆ 치료는 지명한 혈자리에 1～2회 정도 침하면 어떤 종류의 감기 몸살이라도 잘 치료된다(발침으로 해도 좋다).

2. 기관지염

기관지염에는 급성과 만성 기관지염이 있으며, 병의 주 원인은 감기이다. 인플루엔자에 의한 경우가 있고, 기관지의 화농성 세균감염에 의한 것이 있다. 처음 증상은 비염 및 후두염을 수반하고, 후두부의 수양감, 목이 쉰소리, 두통, 흉통, 전신 피로권태, 식욕감퇴 등을 수반한다.

처음에 헛기침을 자주 하지만 농은 나오지 않는다. 2~3일 지나면 담이 나오기 시작하며, 점차 황색을 띤 농담이 나온다. 노약자는 염증이 하행하여 기관지 폐렴이 될 위험이 있으며, 과로·피로·영

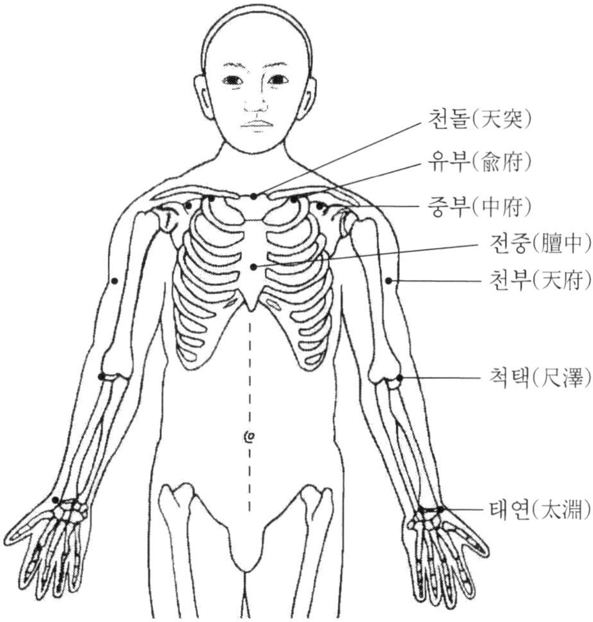

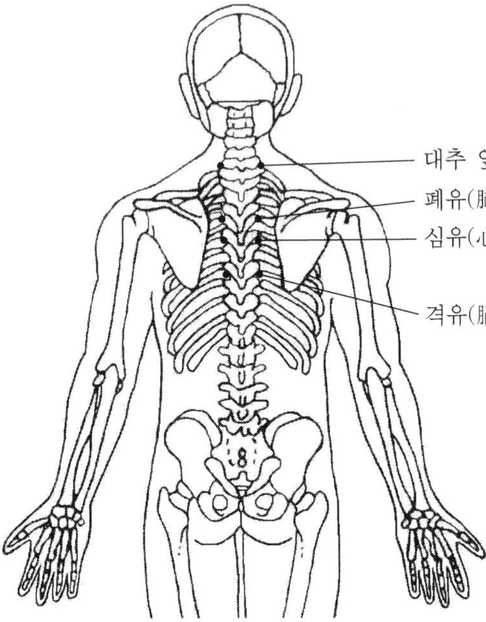

양 부족 등이 원인이 된다.

만성 기관지염은 주로 자극성이나 유해성 가스 및 분진이 많이 발생하는 직업에 종사하는 사람들, 흡연자, 감기에 잘 걸리는 사람에게서 발병된다. 만성 기관지염은 시간이 갈수록 부패균에 감염될 수 있으며, 이 증세를 너무 오래 방치하면 폐 질환으로까지 갈 수 있다.

◆ 치료는 지명한 혈자리에 급성은 7～10회, 만성은 30～50회 침하면 치료되며, 완치 후 공기 좋은 곳에서 1～2년 요양하면 재발이 없다. 표시한 침혈 이외에도 폐의 앞뒤 양면에 엄지로 눌러 통증이 있는 곳 몇 군데에 가침하여도 된다.

3. 기관지 천식

기관지 천식은 주로 발작적인 호흡곤란이 특징이며, 한랭한 계절이나 기후가 급격히 변화하는 시기에 발병한다. 미세한 모피나 털 종류에 오랫동안 접촉하거나 기생충 감염 등으로 인한 알레르기가 생겨 발병할 수도 있다.

발작 증세는 주로 야간에 일어나며, 호흡곤란, 호흡촉박 등이 오고, 심할 때는 똑바로 누울 수도 없으며, 목에서 쉰소리가 날 수도 있다. 심하면 산소 결핍현상이 오고, 초기에는 헛기침이 나며 점약성, 포말성 형태의 담이 나온다. 증세가 장기화되면 심장질환이나 심장병으로 이어질 수 있다.

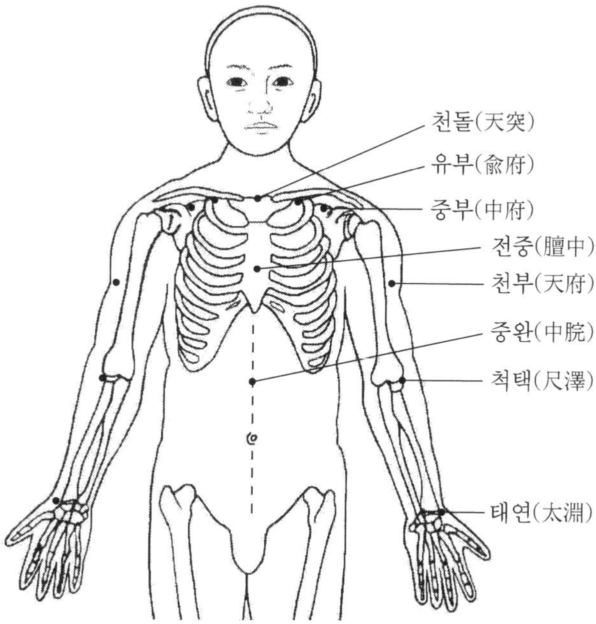

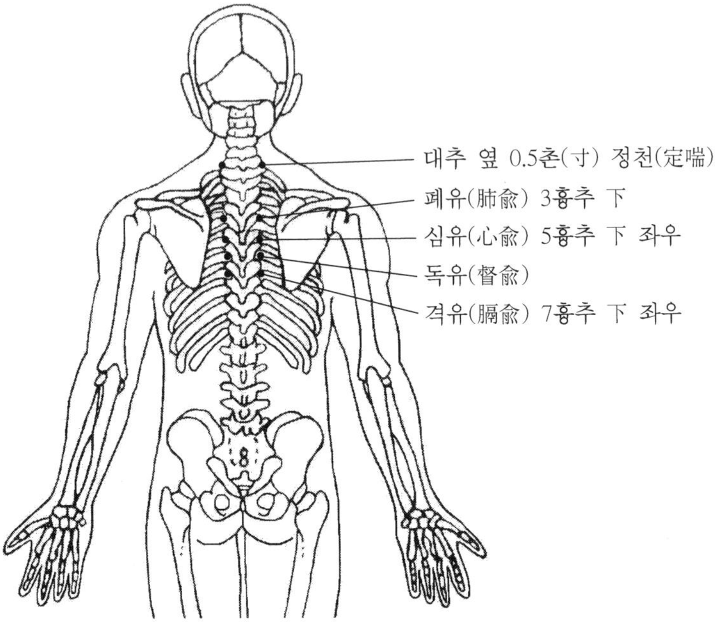

◆ 치료는 지명한 혈자리 전면에서 시작해서 다음 날은 후면 하는 식으로 격일로 한 면씩 치료하되 60～80회 침하면 치유된다. 치료 후 공기 좋은 곳에서 충분히 요양하면 재발이 없다.

4. 폐렴, 폐암

사람은 숨쉬기를 반복하여 체내에서 생긴 탄산가스와 노폐물을 밖으로 내보내고 산소를 공급받아야 생명을 유지하고 살아갈 수 있다. 깨끗하고 맑은 공기를 마셔야 폐도 활기차고 건강한 삶을 영위할 수 있는데, 오염된 공기를 정화시키지 않고 들이마시면 폐에 부담을 주어 각종 질환에 시달리게 된다.

따라서 작업환경이 나쁜 곳에서 일하는 경우 각종 세균의 감염으로 허파꽈리 부분이 침해를 받게 되면 열이 나고, 맥박과 호흡이 빨라지고, 기침으로 인한 흉통, 두통, 식욕부진 등 여러 증상이 나타난다. 맥박수도 불규칙해지고 가래가 나오는데, 심하면 악취가 나는

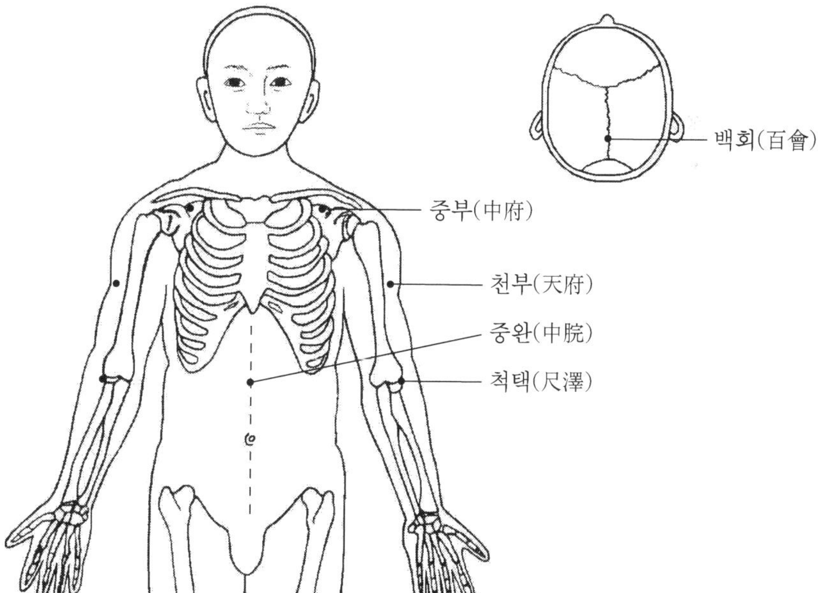

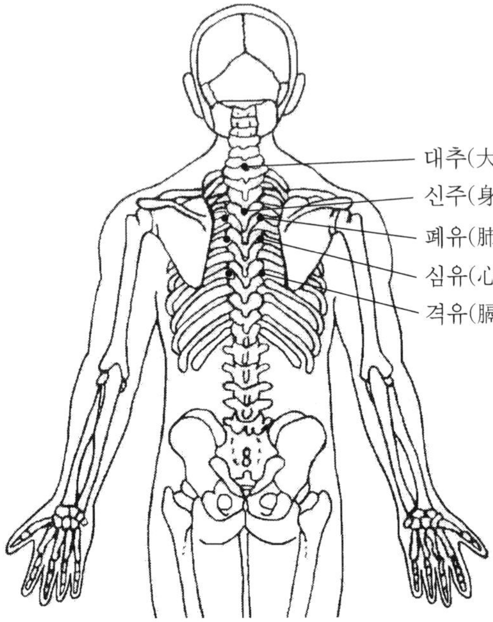

녹색 가래가 나온다. 소아에게는 홍역이나 잦은 감기에서 오는 합병증으로 올 수도 있다.

폐암에 걸리는 비율은 남자가 여자보다 배 가까이 더 많이 걸리는 것으로 조사되었으며, 원인은 아무래도 심각한 대기오염과 심한 흡연에서 오는 경우를 들 수 있다. 흡연자가 비흡연자보다 확률적으로 더 많이 발생하며, 잦은 기침이나 가래, 혈담 등이 있는 경우 즉시 정밀검사를 받아 보아야 한다.

◆ 폐렴치료는 충분한 영양공급과 함께 지명한 혈자리에 10～30회 정도 침하면 잘 치료된다. 폐암의 벌침치료는 폐렴혈을 사용하고, 아시혈(엄지로 눌러서 아픈 곳)을 찾아 침하면 효과적이다.

2

순환기계통 질환

■ 순환기계통

순환기계통은 물질의 흡수와 운반을 담당하는 신체 내부의 운송계통이다. 즉 소화기관과 호흡기관에서 양분과 산소를 흡수하여 이것을 전신에 퍼져 있는 모든 세포들에게 전달하고, 세포들로부터는 대사 부산물인 노폐물질과 이산화탄소를 거두어 이것들을 허파와 콩팥으로 운반하여 몸 밖으로 내보내는 한편 내분비계통에서 형성되는 호르몬을 거두어 목적지에 전달한다.

이외에 조직의 체온조절이나 방어 능력에 관여함으로써 결국 순환기계통은 직접 또는 간접으로 체내에 모든 기능에 관여하고 있는 것이다.

순환기계통은 심장혈관계통과 림프계통으로 되어 있다. 심장혈관계통이라 함은 혈액이 들어 있는 심장을 비롯한 혈관을 통틀어 일컫는 말이며, 림프계통은 조직으로부터 림프를 끌어 모아 정맥에 연결시켜 줌으로써 혈관계와 합류되는 것이다.

혈액은 체내의 세 가지 체액의 하나이며, 심장이 하는 펌프질에 의하여 폐쇄된 혈관 속을 순환하고 있다. 혈액의 세포 성분 중 혈구가 있는데, 이것은 ① 적혈구, ② 백혈구, ③ 혈소판 등 3종류이다.

적혈구는 성인의 경우 1 mm^3에 약 500만 개가 들어 있고, 일반적으로 여자보다는 남자의 혈액 속에 더 많은 적혈구가 들어 있다. 적혈구의 기능은 산소와 결합하여 이것을 조직에 운반하는 것이다.

하나의 적혈구는 약 2～3억 개의 혈색소 분자로 채워져 있고, 달리 적혈구 중량의 95%를 차지하고 있다. 혈색소 분자는 색소 성분에 단백질 성분이 결합된 것이며, 혈색소 분자는 산소 분자와 결합하여 산화 혈색소가 되는 것이다. 성인 남자의 혈액 100 ㎖ 속에는 14～16 mg 혈색소가 들어 있는데, 여자의 혈액 속에는 이것보다 1～2 mg이 적게 들어 있다.

빈혈이라고 하는 것은 혈액 100 ㎖ 속에 함유된 혈색소의 양이 10 mg 이하일 때를 말하며, 이 경우 보편적으로 적혈구의 수도 적다. 적혈구는 골수(뼈속질)에 있는 혈구세포에서 형성되어 생산되는데, 성숙 분화과정을 거쳐 크기가 차츰 작아져 핵이 소실되어 말초혈액으로 나온다. 갓 나온 혈구 중에서 세망(그물모양의 망)을 가지고 있고, 성숙한 혈구보다 약간 큰 것을 세망적혈구라 하며, 전체 적혈구의 0.5～2%를 차지하고 있다.

적혈구의 수명은 약 120일이고, 노쇠한 적혈구는 간, 지라(비장), 뼈속질 등의 세망내피세포에 의하여 분해된다.

분해된 혈구 잔해에서 철분은 다시 뼈속질에 의하여 새로운 혈구 생성에 사용되며, 담즙 중에 적황색 색소(bilirubin : 색소)는 간으로 보내져 쓸개즙을 통하여 배출된다.

적혈구가 파괴되는 속도에 맞추어 뼈속질에서는 새로운 혈구를 만들어 내는데, 혈액 속에는 항상 일정량이 유지된다. 적혈구의 생성 및 형성과정은 현재로서도 정확히 알 수 없으며, 빈혈 상태에서는 적혈구 형성호르몬이 분비를 증가시키고, 골수(뼈속질)를 자극시켜 적혈구 형성과정을 촉진시킨다고 알려져 있다.

(1) 백혈구

백혈구는 일반 성인 혈액 1mm^3 속에 7,000개 정도가 들어 있는데, 적혈구와는 달리 핵을 가지고 있다. 백혈구가 만들어지는 곳은 적혈구와 마찬가지로 뼈속질인 조혈조직에서 만들어지나 림프기관에서 증식이 된다.

림프기관인 가슴샘을 비롯하여 림프계통의 여러 조직에서 증식되는데, 이러한 증식의 원인은 출생 후에 침입한 항원 즉, 생체 내에서 항체 형성을 촉진시키게 하는 독소 및 세균들의 자극에 의하여 충동 촉진되는 것이다.

따라서 출생 후부터는 림프기관에서 생산된다고 보면 된다. 백혈구의 기능은 한마디로 우리 몸을 병원체로부터 보호하는 데 있다. 정도의 차이는 있으나 모든 백혈구는 운동성을 가지고 있으며, 아메바성 운동을 통해 혈관 밖으로 빠져 나가 인체에 침투한 병원체나 이물질에 접근하여 포식작용으로 이들을 제거한다.

전체 백혈구의 65% 이상 차지하는 호중성 백혈구는 운동성이나 포식성이 다른 백혈구보다 훨씬 강하다. 이러한 일들이 진행되는 곳은 혈관 속에서 이루어지고 수행되는데, 혈관 속에서는 적혈구나 혈소판이 하는 일이고, 혈관 밖의 인체의 모든 조직 속에서 수행한다고 보면 된다.

세망내피세포들도 포식기능은 가지고 있으나 제한된 지역에서 이루어지며, 백혈구 같이 혈관을 통한 신속한 기동성은 없다고 보면 된다.

인체에 침투한 병원체로 인하여 림프구 일부가 이러한 항원체 때문에 분열을 통해서 많은 수로 증가되면 형질세포가 되는데, 형질세포는 병원체를 파괴할 항체를 생산해서 혈액 속에 분비하며, 이렇게 분비된 항원체를 병원체와 결합하여 파괴시키거나 독성을 중화시키는데, 이러한 현상을 면역이 생겼다고 말하는 것이다.

백혈구의 수명은 적혈구보다 아주 짧아서 3일에서 길게는 12일 정도로 보고 있는데, 이 중에서 항체 형성에 관여하는 T림프구는 수명이 대충 잡아도 수년간 지속된다고 보고 있다.

혈소판은 잎사귀 모양으로서 골수에서 분화되는 거대핵세포의 세포질 일부가 떨어져 나온 것이다. 혈소판은 혈액 $1mm^3$ 속에 약 30만 개가 있으며, 평균 수명은 약 10일로 추산되고, 적혈구와 같이 간·지라·골수 등에 있는 포식세포에 의해 제거된다.

(2) 혈장

혈장은 혈액 속에서 혈구(血球) 성분을 제외한 액체를 말하며, 물질의 운반 외에 산·염기(다른 물질로부터 양성자를 받아들이는 물질 또는 산과 반응하여 염을 만드는 화합물)의 균형을 유지하고 혈액의 삼투압을 유지한다. 혈액에 응고제를 첨가하여 원심분리를 하면 혈구는 가라앉고 위층의 맑은 혈장을 쉽게 분리할 수 있다.

혈장은 90%가 물이고, 10%가 용질로 되어 있는데, 용질의 가장 많은 부분을 차지하고 있는 것이 단백질이다. 단백질은 혈장의 성분 중 6～8%를 차지하며, 나머지가 당분·아미노산·지방 등의 영양소와 그 외에 요소·가스·호르몬·효소·무기염 등으로 구성되어 있으며 약알칼리성이다.

혈장단백질을 세 가지로 구분하는데, 이 중에서 분자량이 59000 정도인 알부민(albumin)이 55%가 되고, 나머지 글로불린(globulin :

조직 속의 단백질)과 피브리노겐(fibrinogen : 섬유소)으로서 이들 혈장단백질은 혈액의 정상 점도와 삼투압 그리고 양을 유지함으로써 정상적인 혈액순환을 유지하는 데 필요한 역할을 하고 있다.

순환 항체는 변형된 글로불린이며, 이것은 면역에 필요한 필수적인 성분이다. 혈액을 응고시키는 데 없어서는 안 될 원소 중 하나가 피브리노겐(섬유소)이다. 이들 혈장단백질은 형질세포에서 합성되는 일부 글로불린을 제외하고는 모두 간세포에서 합성된다.

(3) 심장

심장은 우리 사람들에게서 누구나 한 개씩 가지고 있는 기관 중 하나이며, 피(혈액)를 깊은 곳에 막혀 있는 모세혈관 끝까지 힘차게 펌프질해서 순환되게 해주는 것이 심장인데, 갈비뼈로 둘러싸인 가슴우리 중앙 복장뼈 뒤쪽에 위치하며, 그 모양이나 크기가 주먹과 흡사하다.

심장은 심장막이라고 하는 큰 주머니에 싸여 있다. 심장막은 튼튼한 백색의 섬유심장막과 그 속면을 덮고 있는 얇은 장막으로 되어 있다. 장막에서는 심장이 마찰 없이 수축운동을 할 수 있도록 분비해줄 윤활액인 심낭액(심장막액)을 가지고 있다.

심장속 막은 얇은 내피층으로써 심장에 연결된 큰 혈관의 내피와 연결되어 있고, 심근의 두께는 부위마다 차이가 있다. 그 중에서 심방벽보다 심실벽이 훨씬 두꺼우며, 특히 왼심실의 벽이 가장 두껍다.

그 이유는 심실에서는 펌프 역할을 수행하기 때문이며, 오른심실은 혈액을 허파로 보내지만 왼심실은 혈액을 전신으로 보내야 하기 때문이다.

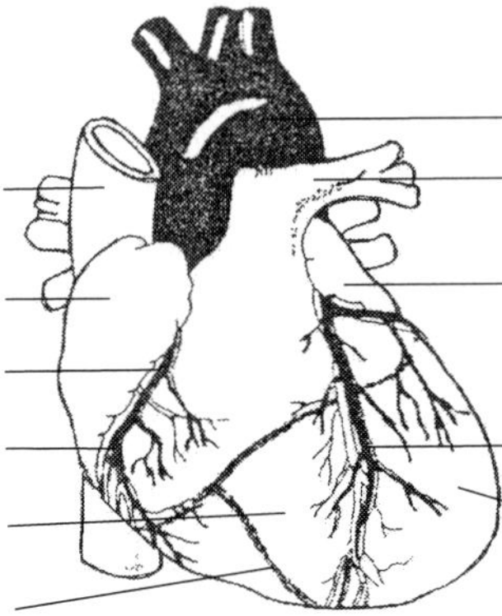

심장 동맥

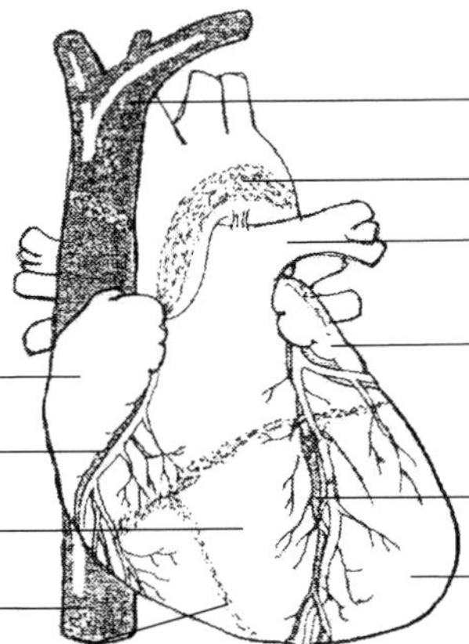

심장 정맥

심장에는 위에 두 개의 심방이 있고, 아래에 두 개의 심실로 나누어져 있는데 심방과 심실에는 각각 사이막으로 완전히 막혀 있으며, 오른쪽과 왼쪽 각각의 심방과 심실 사이는 서로 왕래할 수 있게 통해 있고, 혈액을 한 방향으로만 흐르게 하는 판막이 형성되어 있다.

허파동맥의 시작 부분에 있는 허파동맥판막과 대동맥 시작 지점에 있는 대동맥판막은 3개의 반달판으로 구성된 반달판막이며, 이것들은 심실이 이완될 때 혈관의 혈액이 심실로 역류되지 못하게 한다.

이러한 판막의 기능이 열리고 닫힘이 완전하게 이루어져야 하는데, 여러 가지 질환 등으로 인하여 판막이 제 기능을 못하고 완전히 닫히지 못하는 상태를 판막부전증이라고 하며, 이 경우에는 혈액이 역류된다. 반대로 완전히 열리지 못하고 좁아진 상태를 판막협착증이라고 하는데, 이 경우에는 혈액이 충분히 지나가지 못한다.

이 두 가지 모두가 심장에 크게 부담을 주게 되는데, 가장 흔한 것이 왼심방과 왼심실 사이에 있는 실판막 때문이다. 이 실판막의 모양이 서양 승려의 모자 같다고 하여 승모판막이라고도 불리는데, 바로 원인 중의 하나가 승모판막의 이상이다.

심장 질환은 선천적 또는 후천적 요인으로 발생되는데, 선천적 요인으로는 임신 초기에 풍진감염 방사선으로 인한 원인이 있으며, 후천성으로 본다면 열발열 고열성 질환이나 극도의 흥분 등으로 인한 원인을 들 수 있다.

심장의 벽세포, 특히 심근세포들은 오른심장동맥(우관상동맥)과 왼심장동맥(좌관상동맥)을 통하여 혈액을 공급받는다. 심장동맥들은 대동맥판막 바로 뒤에서 나오는 대동맥의 첫 번째 가지이다. 제각기 각 심실은 오른 및 왼심장동맥 모두에게서 혈액 공급을 받지만 각 심방은 한 개의 작은 가지를 받을 뿐이다.

심장 전체의 약 50%를 오른심장동맥이 담당하고, 20%를 왼심장동맥이 담당하는데, 나머지 30%는 양쪽의 심장동맥이 공동으로 담당한다. 특히 왼심실은 혈액을 전신으로 보내기 때문에 벽이 두꺼우며 많은 혈액이 공급된다.

외국이나 우리나라에도 심장동맥 질환을 앓고 있는 환자가 점점 증가 추세에 있는데, 그 이유 중 하나는 관상동맥에 있어서 큰 가지들 중에 서로 상통하고 있는 것은 극히 소수에 불과하다는 점을 들 수 있다.

예를 들어, 응혈병으로 인한 작은 조각이 심장동맥의 가지 하나를 막았다고 할 때 그 이하 부위의 심근에 혈액 공급이 급격히 감소하거나 중단됨으로써 심근경색증(심근섬유의 죽음) 을 일으키게 된다.

심장의 전도 계통은 4가지 조직 구조물로 되어 있는데, 구성된 이 조직들은 모두 변형된 심장근육 섬유들로써 많은 자율신경섬유의 분포를 받고 있으며, 수축기능 외에도 흥분을 일으키고 전도하는 기능을 수행하고 있다.

심장이 운동하는 속도는 자율신경 및 혈액 속에 들어 있는 부신에서 분비된 호르몬 즉, 아드레날린이나 에피네프린(epinephrine) 그리고 갑상호르몬 등의 농도에 의해 영향을 받는다.

자율신경중의 교감신경은 심박동을 촉진하며, 반대로 부교감신경(미주신경)은 억제한다. 동굴심방에서 시작한 흥분은 여러 전도계통을 통해서 심장을 수축되게 한다. 이러한 흥분전도는 심장에서 작은 전류를 일으키며, 이것이 주위 조직으로 퍼져 체표면에까지 이른다.

심전도(心電圖)는 바로 이러한 전기의 흐름을 인체 표면에서 검출하는 것으로써 심장의 기능 및 상태를 파악하고 판단하는 데 매우 유용하다.

심장에는 자율신경섬유가 분포되어 있다. 교감신경섬유는 위 가슴부분에서 갈라져 나오며, 부교감신경섬유는 대동맥 시작 부분에서 신경 얼기를 형성한다.

여기서 두 종류의 신경섬유들이 양쪽 심장동맥을 따라 심장으로 들어가나 대부분은 다른 조직에 분포된다. 심장의 기능은 펌프작용으로써 충분한 양의 혈액을 체내 모든 곳으로 보내어 혈액 속에 있는 영양소 및 여러 가지 물질들을 체내 모든 세포조직들에서 운반하고, 세포들이 배출한 노폐물을 모아 배설기관으로 운반하는 것이다.

심장에서는 심방의 수축과 이완 심실의 수축과 이완 등으로 인한 심장박동이 주기적으로 일어나는데 이것을 심장주기라고 하며, 심방과 심실의 운동은 동시에 일어나는 것이 아니라 시간 차이를 두고 일어난다. 심방이 수축하면 심방 속의 혈액은 모두 심실로 들어간다. 수축하고 있는 동안 심방과 심실 사이의 판막들은 완전히 열려 있어야 하고, 심실은 이완된 상태에 있어야 하며, 대동맥과 허파동맥 속의 혈액이 심실로 들어오지 못하게 판막들이 닫쳐 있어야 한다.

심실이 수축하면 판막들은 쿵소리를 내며 닫힌다. 다른 조직의 판막들이 열리며, 심실 속의 혈액이 허파동맥과 대동맥으로 쏟아져 나가고, 허파정맥과 대정맥을 통해 혈액이 심방으로 들어온다.

심실 수축은 끝나고 이완되면서 대동맥판 및 폐동맥판이 닫히면서 쿵소리를 낸다. 이와 같이 심장은 판막이 열리고 닫힘에 따라 독특한 진동음이 발생하는데 이를 심장소리(심음)라고 하며, 심장판막의 상태를 진단하는 데 아주 중요하다.

혈관(blood)은 혈액의 이동 통로로서 크게 분류하면 동맥・정맥・모세혈관 등 3부분으로 분류한다. 동맥은 심장에서 말단조직으로 흘러가는 혈액을 담고 있는 것이다. 동맥은 크기에 따라 심장으로 연결된 가장 굵은 동맥을 대동맥이라 한다. 여기서 갈라져 나온 가지들을 동맥이라 하고, 계속 갈라져서 마지막 단계의 섬세한 동맥을 세동맥이라 하며, 이것들이 다시 세분화되어 가지를 친 것이 모세혈관이 된다. 모세혈관에서는 산소와 영양소를 내보내고 이산화탄소 및 노폐물을 끌어들인다.

정맥은 모세혈관에서 일을 마친 혈액이 심장으로 되돌아가는 통로로서 역시 크기에 따라 세정맥, 조금 더 굵은 정맥, 그리고 심장에 연결된 대정맥으로 구분한다.

혈관벽의 구조는 혈관의 크기에 따라 다르고, 동맥과 정맥 사이에도 차이가 있으나 기본적으로 안에서부터 시작해서 내막(속막) · 중막(중간) · 외막(바깥)의 3겹으로 되어 있다. 내막은 내피와 그 밑에 받치고 있는 얇은 결합조직으로 되어 있고, 중간 막은 민무늬근육섬유와 많은 탄력섬유로 되어 있으며, 외막은 결합조직으로 되어 있다. 동맥은 왼심실의 수축압력에 의한 높은 압력에도 잘 견딜 수 있도록 탄력성이 높고 두꺼운 벽으로 구성되어 있다.

심장에 가까운 대동맥과 큰 가지들은 중간 막에 많은 탄력섬유를 가지고 있어서 탄력성 동맥이라 하며, 여기서 갈라진 동맥들은 주로 혈류 조절기능을 하므로 중간 막은 평활근섬유로 구성되어 있다. 세동맥은 민감하고 섬세한 수축과 이완을 통해 국소 부위에 혈류를 조절함으로써 정상 혈압 및 순환을 유지하는 데 모든 역할을 담당하고 있다.

모세혈관은 직경이 적혈구 크기 정도이며, 혈액과 조직 사이에 물질교환이 쉽게 이루어지도록 내피세포로만 되어 있다. 정맥은 압력이 낮은 관계로 같은 부위의 동맥에 비하여 훨씬 굵으나 벽은 얇으며 탄력성도 적다. 동맥과 정맥의 혈압을 비교하면 정맥의 혈압은 동맥에 비하여 약 10분에 1밖에 안 되기 때문에 약간의 폐쇄성 장애에 의해서도 쉽게 혈류의 장애를 받는다.

혈관벽을 구성하고 있는 세포들은 속의 혈액과 직접적인 물질 교환이 가능하지만, 직경 1 mm 이상 되는 혈관에서는 그것만으로는 부족하여 혈관벽에 혈관이 외막과 중간 막에 분포되어 있으며, 심장의 심장동맥도 혈관벽 혈관에 속한다고 할 수 있다.

전신 순환은 왼심실에서 연결된 대동맥에서 시작된다. 동맥고리의 형성은 어떤 혈관에 순환장애가 일어났을 경우에도 다른 혈관으로부터 혈액을 공급받을 수 있게 만들어진 컴퓨터 프로그램보다 훨씬 잘 만들어진 뇌의 보호기능의 하나이다.

지라・췌장・담낭에서 오는 정맥들은 하나의 큰 정맥을 이루지만, 아래 대정맥으로 바로 들어가지 않고 간문을 통해서 간으로 들어가므로 문맥이라고 한다.

문맥은 위창자관에서 흡수한 영양소나 독소 등의 모든 물질과 이자에서 늙은 적혈구들이 파괴되어 생긴 철분과 색소 등을 모두 간으로 운반하며, 간세포 사이의 동굴모세혈관을 지나면서 간세포에 흡수되어 처리된다.

만약 간이나 심장의 질환으로 인하여 문맥순환이 순조롭지 못하면 모세혈관의 압력이 증가하기 때문에 세포 사이에 액이 늘어나 배 안에 복수(ascites)가 고이게 되며, 문맥을 이루는 혈액이 정상시에는 거의 사용하지 않던 작은 통로를 통해서 일반 정맥으로 흘러가게 되는데, 이때 이들 비상통로는 혈액 양이 증가함에 따라 정맥이 확장되면서 벽이 얇아지고 꼬불꼬불하게 되어 정맥류를 형성하게 된다. 사람들에게서 흔히 볼 수 있는 것으로 식도 정맥류나 치질을 들 수 있다.

(4) 혈액의 순환

혈액의 순환이라 함은 혈액이 혈관 속에서 일정한 방향으로 흐르는 것을 말한다. 순환이 계속 되고 있는 것은 심장의 펌프작용 역할에 의해서이다.

왼심실에서 대동맥으로 밀려나간 혈액이 동맥, 세동맥을 거쳐 허파에서 가스 교환을 하고 산소가 많은 혈액이 되어 허파정맥을 통해서 왼심방으로 돌아오는 것을 허파순환이라고 한다.

허파순환에서는 전신 순환과는 반대로 허파정맥으로는 산소를 많이 가지고 있는 동맥피가 흐르고, 허파동맥으로는 이산화탄소가 많은 정맥피가 흐르고 있다.

혈압은 동맥의 혈압에 해당하는 공기의 압력을 측정함으로써 계산해 낼 수 있다. 혈압계는 유리관 속의 수은을 공기의 압력으로 밀어 올린 다음 혈압과 같아질 때까지 공기의 압력을 천천히 내리면서 혈압을 측정하는 기계이다.

정상 성인의 혈압은 심실이 수축하는 동안에는 수은주를 120 mm 정도 들어올릴 수 있는 압력이고, 심장이 확장하는 동안에는 80mm 정도 올릴 수 있다. 따라서 심장의 수축되는 혈압은 120이고, 확장되는 혈압은 80이라고 간단히 표현하여 120/80 mmHg이라고 쓴다. 수축되는 혈압은 좌심실 수축에 관한 중요한 정보를 알려주며, 확장되는 혈압은 혈관의 저항에 관한 중요한 정보를 준다.

임상적으로 볼 때 확장되는 혈압이 수축되는 혈압보다 더 중요하게 생각되는데, 그 이유는 확장되는 혈압은 기계적인 압박이 없어 정상상태에서 혈액이 혈관을 흐를 때 혈관벽을 미는 압력과 때리는 힘을 나타내기 때문이다.

확장기의 혈압은 말초혈관 저항에 따라 증가하거나 감소하기 때문에 말초혈관의 상태를 나타내기도 한다. 만일 동맥이 경하되면 말초 저항과 확장기 혈압이 모두 증가하게 되며, 대동맥판막 부전증 때는 두 압력(맥의 압력)의 차이가 커지는데, 이것은 수축시 혈압은 증가하고 확장기의 혈압은 감소하기 때문이다.

맥박은 심장박동에 따른 동맥의 주기적인 확장을 말하는 것이다. 심장으로부터 혈액이 간접적으로 분출되어 대동맥에서는 압력의 증감이 번갈아 일어난다. 만일 혈액이 심장으로부터 일정한 압력으로 흘러 나간다면 맥박은 없을 것이다. 이러한 압력의 증감은 세동맥으로 갈수록 약해지고, 모세혈관에서는 완전히 사라져 일정한 압력으로 서서히 흐르게 된다.

림프계통도 순환기계통의 일부이기는 하나 혈관계통과는 큰 차이가 있다. 림프(액)계통은 조직으로부터 액체 성분을 모아 정맥을 통해서 심장으로 돌려보내는 기능을 한다.

따라서 혈관계통에서와 같이 동맥이나 심장에 해당되는 부분은 없으며, 조직 속에서 막힌 관으로 시작하여 심장 가까이의 정맥으로 이어지는 한 방향의 통로일 뿐이다.

림프계통은 림프와 이것을 담고 있는 림프관이 있고, 림프 경로의 중간중간에 위치한 수많은 림프마디가 있다. 림프마디 외에 림프계통의 중요한 장기로는 가슴샘·지라·편도가 있고, 기관으로서의 구조는 갖추지 못하였으나 크고 작은 림프조직이 소화기계통·호흡기계통·비뇨기계통 등의 점막에 무수히 많다.

림프는 조직액을 거두어들인 것으로서 혈장과 비슷하지만 혈장보다 단백질 농도가 낮으며, 림프절을 지나면서 항체가 첨가되지만 적혈구와 혈소판이 전혀 없는 것이 혈액과 다른 점이다. 림프는 맑은 액체이지만 작은창자에서 거두어진 림프는 지방을 많이 함유하고 있어 우유빛을 나타내므로 이것을 유미(乳糜)라고 한다.

림프관은 전신의 세포들 사이에서 끝이 막혀 있거나 고리모양으로 생겨 시작하는데, 그 벽은 모세혈관처럼 단층의 얇은 내피세포로 되어 있다.

여러 개가 합쳐져 점차 굵은 관이 되며, 마지막으로 가장 큰 흉관이 되고 오른림프관이 되며, 오른림프관은 오른빗장밑 정맥으로 연결된다. 오른쪽 머리・목・가슴・팔에서는 오른림프관으로 모이며, 나머지 약 3/4은 전부 가슴관으로 모인다.

가슴관은 배 안에서 여러 림프관들이 합쳐진 유미조(乳糜槽)에서 시작되어 가슴 안을 지나 왼빗장밑 정맥에 이르는 약 40 cm 길이의 매우 굵은 관이다. 작은창자의 융모 속에서 시작하는 림프관은 중심림프관이라고 하며, 지방을 흡수하므로 소화된 후에는 희뿌연 기름죽이 담겨 있다.

뇌와 척추 골수 및 안구 속에는 모세림프관이 없다. 림프관의 중요한 기능은 조직 속의 액으로부터 수분과 단백질을 걸러내어 혈액으로 되돌려 보내는 것인데, 특히 조직액의 단백질은 림프관을 통해서만 혈액으로 되돌아가기 때문에 만일 림프관이 폐쇄되면 혈액 속의 단백질 농도가 낮아져 혈액의 삼투압이 정상 이하로 낮아지고 수분의 균형을 잃게 된다.

수분과 용질들은 끊임없이 모세혈관에서 조직액으로 걸러져 나가고, 균형을 유지하기 위하여 조직액은 계속 혈액으로 재유입된다.

총 혈장단백질의 약 50%가 매일 모세혈관을 통해 조직액으로 유출되며, 림프관을 통해서 혈액으로 되돌아온다. 림프계통에는 혈관계통에서처럼 피를 밀어 주기 위해 펌프질을 하는 심장 같은 기능이 없어도 쉬지 않고 흐르고 있는데, 이러한 림프의 흐름은 호흡운동과 골격 및 근육의 수축에 의하여 이루어지고 있다.

1. 손 · 팔저림

손이나 팔이 저릴 때 일반적으로 혈액순환 장애일 것으로 생각하고 뇌졸중 즉, 중풍의 초기 증상이 아닌가 미리 걱정을 한다. 그러나 실제 손이 저린 증상이 혈액순환 장애나 뇌졸중의 초기 증상인 경우는 그리 흔하지 않다.

손이 저리는 증상의 원인으로는 아주 다양하다. 신경계 질환으로는 손에 분포되어 있는 말초신경의 기능장애가 있으며, 아주 드물지만 손의 혈액순환 장애도 원인이 될 수 있다. 뇌졸중에 의한 증상은 갑자기 나타나는 점이 특징인데, 양손에 동시에 나타나는 경우는 없으며, 손과 같은 쪽의 입 주위에 저린 증상이 나타나거나 언어장애가 동반되기도 한다.

손의 말초혈관의 순환장애는 팔목의 맥박이 약해지거나 찬물에 손을 담그면 손과 손가락이 하얗게 변하게 된다. 또한 목 부분인 경추부 질환에서는 일반적으로 목 뒤쪽부터 팔을 거쳐서 손으로 통증과 저리는 증상이 뻗어 내려가는 경향이 있다. 손과 팔 저림의 가장 흔한 원인은 말초신경의 기능장애이다. 그러나 손과 팔이 같이 저린 경우와 손만 저린 것은 구별되어야 한다. 팔부터 저리다가 손이 저리게 되는 경우는 대부분 다발성 말초신경의 이상에서 오는 것으로 양쪽 팔과 손에서 대칭으로 증상이 나타나는데, 손만 저린 경우와는 원인은 물론 치료법도 다르다.

손에는 3개의 말초신경(정중신경, 자신경, 노신경)이 분포되어 있는데, 각 신경이 분포하는 피부 영역과 지배하는 근육이 다르기 때문에 손상된 신경의 종류에 따라서 증상도 달라진다. 정중신경에 침해가 오면 엄지쪽 세 손가락의 손바닥 피부의 감각장애와 함께 엄지두덩근이 위축되고, 자신경 손상에서는 새끼손가락의 감각장애가 나타난다.

노신경 손상에서는 대부분 손이 저린 증상은 나타나지 않고 손가락이나 손목을 위로 제끼지 못하며, 손등쪽 엄지손가락과 둘째손가락 사이 피부에 감각장애가 나타난다. 따라서 손이 저린 경우에는 한쪽 손인지 양쪽인지, 어느 손가락인지, 손등인지 손바닥인지를 구별해야 한다. 이 중에서 손 저림의 가장 흔한 원인은 손목에서 정중신경이 압박되는 손목골증후군이다.

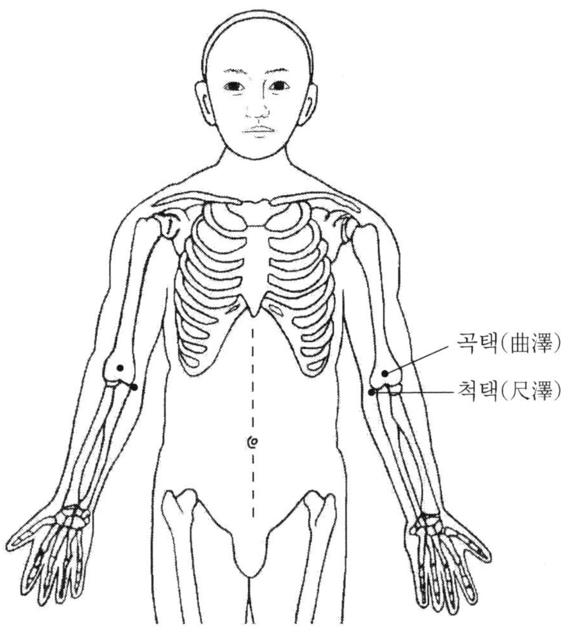

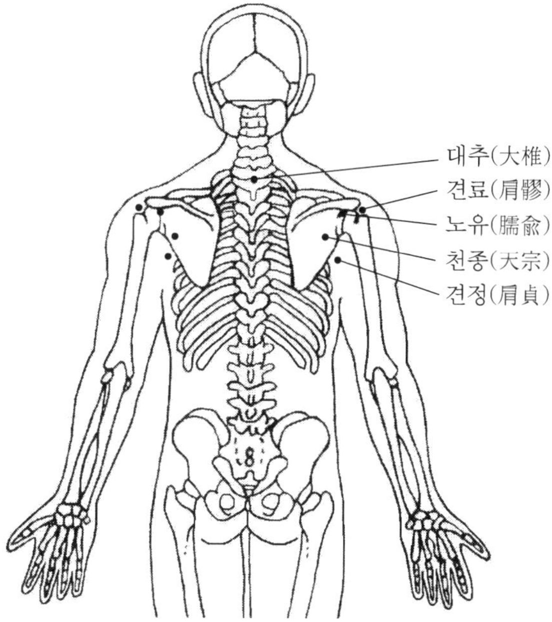

◆ 치료는 지명한 혈자리에 2∼5회 정도 침하면 완치된다. 추가로 눌러서 아픈 곳(압통점)을 찾아서 침하고, 감각이 없는 곳이나 장애가 있는 곳에 침하면 효과적이다.

2. 고혈압

고혈압은 50대 이후에 나타나는 질환으로 인식되어 왔으나, 지금은 젊은층에도 자주 발생하고 있다. 세계보건기구(WHO)가 정한 수치는 최고(수축기) 혈압이 140 mmHg이며, 최저(확장기) 혈압이 90 mmHg이다. 이 수치보다 높아지면 고혈압, 낮으면 저혈압이다.

고혈압 환자는 항상 편안한 마음가짐과 안정된 행동이 병을 다스리는 최선의 방법이다. 술은 과음하면 뇌졸중까지 일으키기 쉬우며, 흡연은 백해무익하므로 절대 금연하는 것이 바람직하다. 무리한 성생활은 혈압을 높이는 원인이 되므로 성적 흥분을 자제하고, 무리한 운동은 하지 않는 것이 혈압 관리에 좋다.

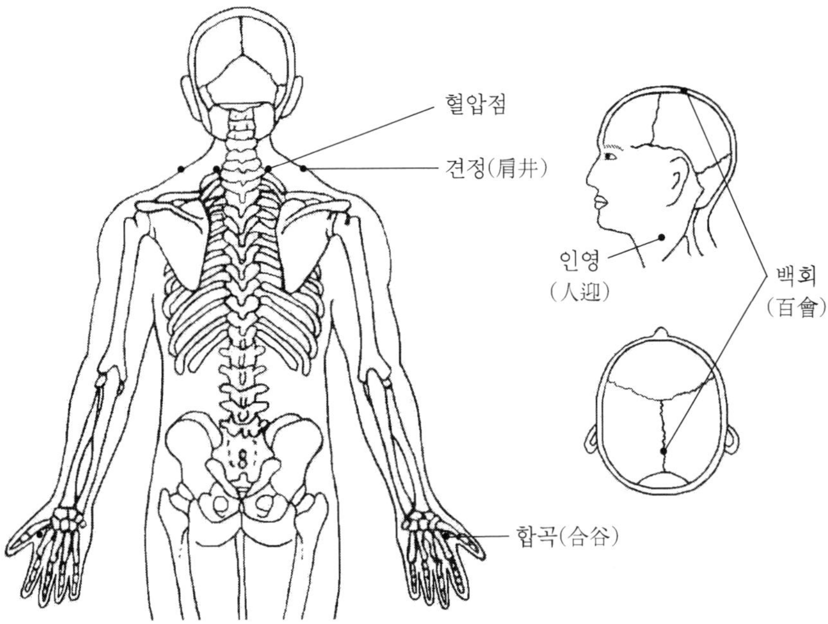

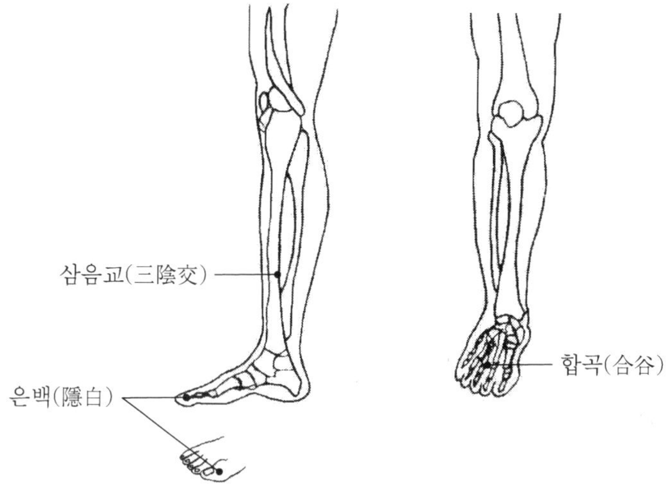

◆ 치료는 증상에 따라 지명한 혈자리에 30～40회 정도 침하면 치료된다. 혈압이 200 mmHg 이상인 사람은 정신적인 쇼크나 충격으로 언제라도 쓰러질 소지가 있으므로 이러한 환자에게 벌침을 놓아서는 절대로 안 된다. 혈압으로 쓰러져도 벌침 맞아서 쓰러졌다는 누명을 쓰게 된다.

3. 심장병

심장은 우리 몸의 오장(五臟) 중에서 중요한 역할을 하는 기관으로 신체의 모세혈관 깊숙한 곳까지 펌프 역할을 하여 혈액을 순환시킨다.

우선 맑은 혈액 흐름을 원활하게 하기 위해서는 고단위 지방질 섭취라든가 비만으로 가는 음식물에 유의해야 하고, 여러 가지 스트레스나 흡연 등을 피하는 것이 바람직하다.

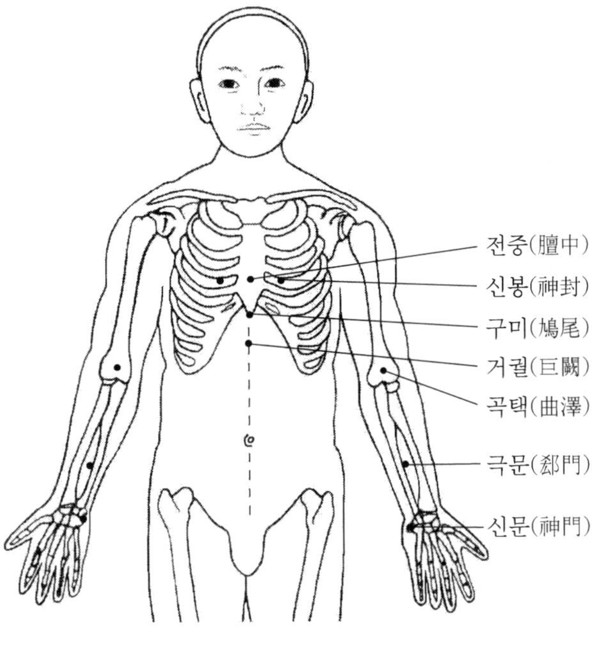

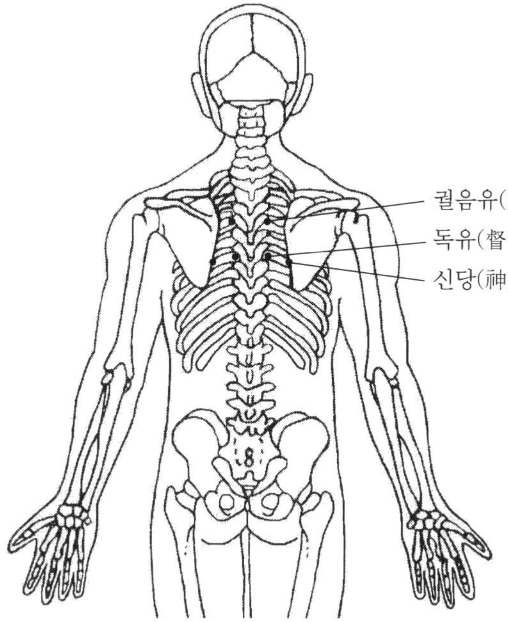

◆ 치료는 격일로 하되 오늘은 전면, 내일은 후면을 지명한 혈자리에 침하다가 5일째부터는 전·후면을 함께 침을 한다. 10일쯤 지나면 치료를 받는 본인이 치유상태를 알 수 있으며, 치료기간도 알 수 있다.

4. 당뇨병

당뇨란 인슐린을 만들어 내는 췌장(랑게르한스섬)이 처리 능력 이상으로 영양을 섭취함으로써 한계를 느껴 나타나는 증상이다. 예방책은 무엇보다 비반(肥胖, 뚱뚱한 사람)할 정도로 영양을 섭취하지 말아야 한다. 병이 진전되면 다뇨(多尿)·다음(多飮)·다식(多食) 등의 증상이 나타나고, 심한 피로감과 비만 혹은 체중 감소 등이 뒤따른다.

당뇨병에 걸릴 수 있는 원인으로는 유전·비만·스트레스·임신·운동부족 등이 있으나, 이것은 일종의 유발 원인일 뿐 정확하고 확실한 원인은 아직 발견되지 않고 있다. 현대 의학에서도 이 병에 대한 탁월한 완치요법이 아직 없으며, 흔히 식이요법이나 대증요법에 임하고 있다.

① 초기 : 폐에 열이 심하여 음액이 부족하고, 물을 많이 마시며, 입이 마르고 혀에 물기가 없어진다. 오줌을 많이 누며 맥박이 불규칙해진다.

② 중기 : 위(胃)에 열이 나므로 음식을 많이 먹고, 자주 배고파 한다. 몸이 야위고, 대변이 굳어지며 황색의 설태가 낀다.

③ 후기 : 신장이 결손되어 혼탁한 소변을 자주 누며, 입이 마르고 입술이 타면서 혀는 붉고, 맥은 빠르게 나타난다.

당뇨병은 종기나 상처가 나면 쉽게 아물지 않고 안과 질환, 피부 질환, 감각장애, 손이나 발끝의 저린 증상이 잘 나타나며, 소변에 당이 검출되거나 혈당이 상승한다. 당뇨병은 주로 중년층 이상에 오는 질환으로 알고 있으나 요즈음에는 음식 패턴이 바뀌어 발병 연령이 낮아지고 있다.

당뇨병 환자를 치료해 주는 과정에서 여러 가지 변화를 측정해 보았는데, 벌침치료 부위를 가려움증으로 심하게 긁으며, 마찰을 주어도 상처가 생기지 않고, 다른 피부 조직에 비해 몇 배 단단해진 것을 알 수 있었다.

당뇨병은 벌침 치료요법으로 완치된다. 영국, 독일, 스위스 등에서 의학계에 보고된 내용에 따르면 벌침으로 당뇨치료를 한 결과 1~3개월이면 혈당 강하제를 완전히 끊고, 8개월이면 당뇨병을 완전 치유되었다는 임상보고서가 증명하고 있다.

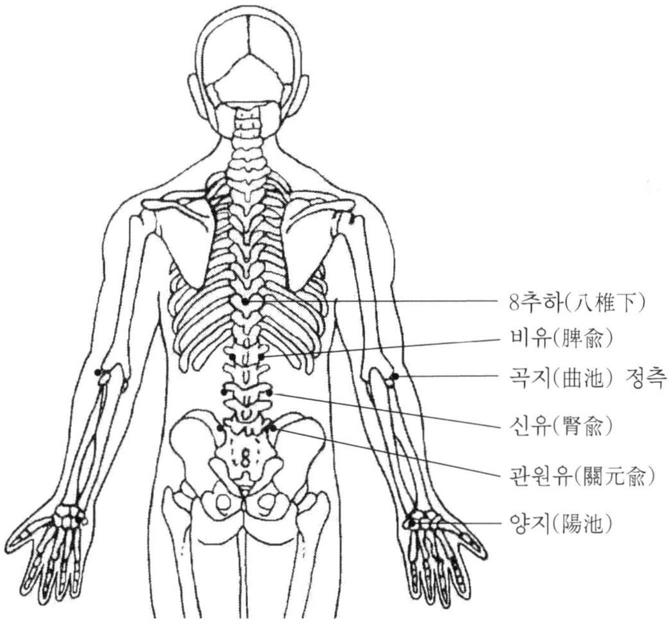

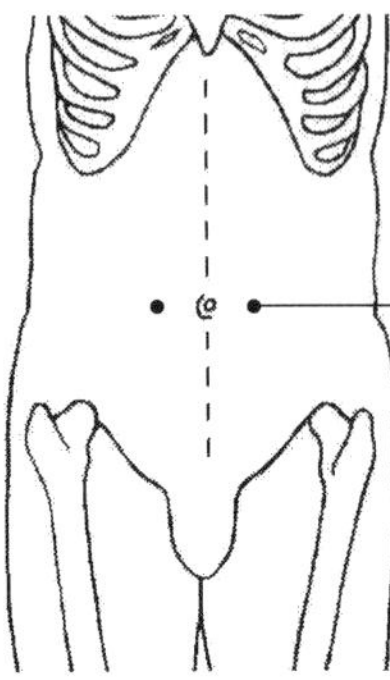

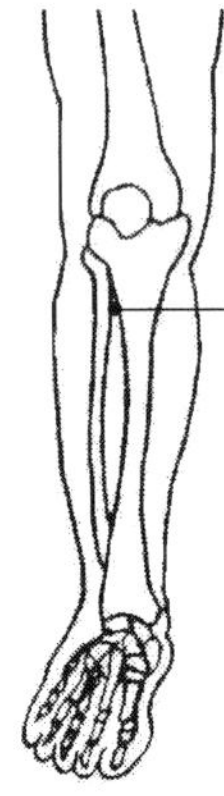

◆ 치료는 지명한 혈자리에 침하면 치유할 수 있으며, 중증이라도 치유하는 데는 문제가 없다.

3 소화기계통 질환

■ 소화기계통

사람의 인체 내에 모든 세포와 조직들은 그들의 기능을 정상 적으로 수행하기 위해서는 각자 모두의 왕성한 활동에 필요한 영양분(nutrient)을 필요로 하기 때문에 계속해서 음식물을 섭취해야 한다.

그러나 우리가 섭취한 음식물은 그대로 세포에 전달되지 못할 뿐만 아니라 혹은 세포에 도착하였다 해도 세포가 그것을 그대로 이용할 수 없기 때문에 섭취한 음식물을 소화관에서 화학적 또는 물리적으로 변화를 시켜서 잘 흡수할 수 있도록 세포가 쉽게 이용할 수 있게 분해시켜야 한다.

이러한 기능을 수행하는 일련의 종합적인 기관들을 소화기계통이라고 한다. 소화기계통은 입 안에서 시작하여 인두, 식도, 위, 작은창자, 큰창자, 항문에까지 이르는 소화관 또는 위장관과 이것들과 연결된 침샘, 간, 이자 등 부속 샘들로 구성되어 있으며, 그 외에도 혀나 치아, 쓸개 등의 부속기관으로 이루어져 있다.

소화관으로 연결된 첫 부분이며, 입구인 입 안은 주로 음식을 씹어서 잘게 부수고 침과 음식물이 고루 섞이게 하여 부분적인 소화를 일으키며, 음식물의 맛을 감별하는 곳이다.

침샘에서 분비되는 침은 장액과 점액이 섞인 것으로 음식물에 골고루 섞여 삼키기 쉽게 해주며, 음식물을 액화시킴으로써 미각을 느끼게 하는 한편 소화효소인 프티알린(ptyalin)을 함유하고 있어 전분을 분해한다. 인두는 소화기계통과 호흡기계통 양쪽에 속하여 공기와 음식이 지나가는 공동 통로이다. 또한 발성에도 중요한 역할을 한다.

(1) 위

위는 횡경막(가로막) 바로 아래 위치한 큰 주머니로서 그 모양이라든가 위치 크기는 사람에 따라 체격과 체위의 형태와 내용물의 양에 따라 차이가 난다. 주로 서 있는 자세에서 본다면 대략 J자 모양을 하고 있으며, 특히 여성의 위는 남자의 것보다 작고 갸름하다.

입에서 시작해서 항문에 이르기까지의 총 길이 90 m 중 소화관 통로 초기에서 20~30 cm 정도를 차지할 뿐이지만, 소화가 되어 지나가는 통로 중에서도 중요한 중간역쯤 해당된다. 하지만 우리 몸을 지탱하며 활동하고 생활할 수 있게 해주는 활력소 생산의 1차 가공공장인 만큼 그 중요성에 비례하여 탈도 많은 곳이기도 하다.

대부분 명치 부위와 왼쪽갈비 아래부위에 위치하고 있으나 경우에 따라 늘어진 아랫부분이 배꼽 부위까지 쳐진 경우가 많다. 특히 양쪽 엉덩뼈 능선을 잇는 위선보다 아래로 처져 있는 경우에는 음식물이 완전히 샘창자로 넘어가지 않고 잔여물이 항상 남아 있어 고이게 되는데, 이러한 상태를 '위하수'라고 한다.

초기에는 처진 위를 위하수라고 하여 이상형태로 간주 치료의 대상으로 삼은 적도 있으나 지금은 극히 일부를 제외하고는 정상 위

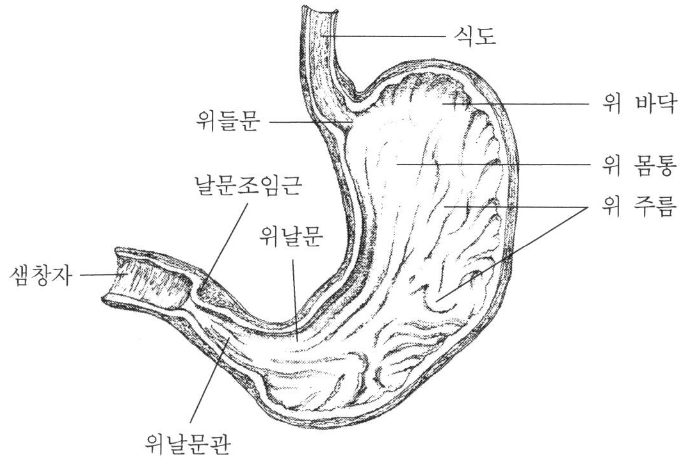

위의 부분 명칭

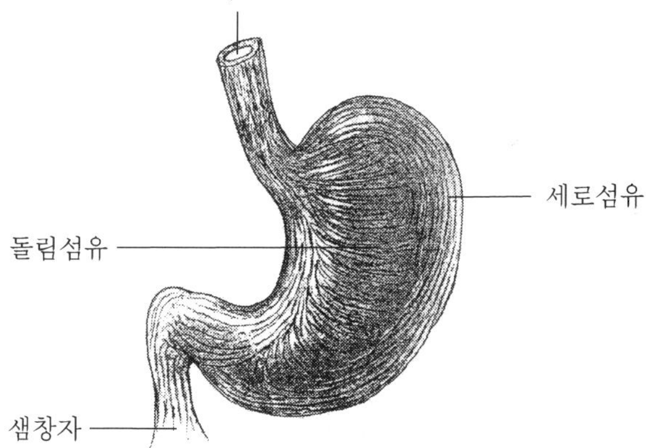

위 근육층의 상태 및 명칭

로 진단하고 있다. 위는 사람이 누워 있을 때 그 위치가 가장 높은 쪽에 있으나 앉으면 조금 아래로 처지고, 서 있을 때는 무게와 중력의 영향으로 훨씬 더 늘어지며 처진 상태로 된다.

음식물이 식도를 통하여 식도(위) 경계부에 도달하면 그곳에 있는 위들문조임근이 작동해서 다시 말하면 분할괄약근이 평소에 굳게 닫혀 있던 문을 5～6초 정도 열어준 사이에 음식물은 위로 들어간다.

음식물이 소화관을 통과하고 뒤섞이는 것은 소화관의 유동운동에 의한 것으로 음식물이 들어오면 소화관은 위 바닥의 주름에 의해 누르고 밀리고 쥐어짜는 운동을 하며, 한쪽방향(샘창자) → (항문쪽)으로 보낸다.

음식물의 소화・흡수는 장에서 이루어지지만, 장에서 충분한 흡수 소화를 하게끔 불편함이 없도록 해주기 위해서 위에서는 위액을 분비하여 음식물을 가공처리하는데, 위점막은 길이 방향으로 많은 세로주름을 짓고 있으며, 상피 밑의 점막 고유층에는 위샘으로 가득 차있다.

위샘의 분비물을 위액이라 하는데, 위점막 상피세포와 위샘의 목 점액세포에서 분지되는 점액 위샘의 주세포에서 생산된 펩시노겐(pepsinogen) 및 벽세포에서 분비되는 염산(HCl)이 합쳐진 것이다.

염산의 영향권 아래 펩시노겐은 활성화되어 펩신(pepsin)이 되고, 이로 인해 단백질을 분해할 수 있게 된다. 또한 점액은 점막 표면을 덮어 위벽에 충격과 크게 해로울 수 있는 강한 산과 펩신(pepsin)으로부터 보호하는 기능을 한다. 이러한 위액의 세 가지 성분 사이에 균형이 깨어질 때 위벽이 헐어 위궤양(Stomachulcer)이 생기고, 나아가 위벽뚫림(위천공)을 일으키게 된다.

위점막이 위축되어 효소와 염산의 분비가 적어지면 악성 빈혈이 초래되는데, 이는 벽세포에서 염산이 형성되지 않아 무산증(achlorohydria)이 초래되고, 몇 가지 필요한 영양소 흡수에 필요한 내인성 요소들이 형성되지 않아 적혈구 형성 기능이 크게 떨어졌기 때문이다. 위는 연동운동으로 내용물을 부수는 운동을 하므로 근육층이 매우 두꺼우며, 근육섬유의 방향이 다르게 배열된 3층 구조로 되어 있다.

다시 말하면, 속 층은 근육섬유가 비스듬히 운동하는 빗근육층, 중간층은 돌림근육층으로 배열되어 있는데, 특히 돌림근육층은 들문과 날문에서 조임근(괄약근)을 형성하고 있다.

위의 기능을 정리하면

① 음식물을 부분적으로 소화시켜 작은창자로 넘길 때까지의 저장소이며,
② 위액을 분비하여 효소로 인한 소화를 시작하고,
③ 연동운동으로 음식물을 부수고 위액과 혼합하여 고루 섞어서
④ 비타민 흡수에 필요한 물질을 분비하고,
⑤ 복용한 의약품, 알콜, 수분 등을 약간 흡수한다.

위에서 너무 많은 산성이 분비되거나 반대로 위벽의 보호작용을 하는 위벽 점막의 문제가 생겼을 때 간혹 위 자신을 소화하려는 경우가 있는데, 이것이 바로 궤양이다.

자극적인 음식이나 여러 가지 불편한 스트레스가 궤양의 원인이 되는 것은 산의 분비를 증가시키고, 점액 분비를 감소시키거나 점액을 씻어 내기 때문이며, 정신적 긴장이나 충격, 불쾌한 감정 등으로 인하여 위들문날문조임근에 균형이 깨져 불규칙적으로 진행되는 연동운동 등으로 인하여 음식물 배출이 잘 안 되고, 배가 더부룩하거나 잘 체하고, 속이 거북하면서 소화가 안 되는 것도 이런 이유에서다.

궤양이나 여러 가지 질환으로 통과 부위가 좁아져서 통증이 오고, 이렇게 진행하다 보면 위의 사정으로 인하여 위가 나빠지면 빈혈이

올 수도 있다.

위는 그 사람의 기분에 따라 일정한 법칙과 균형을 깨뜨릴 수 있다는 것을 상기해야 한다. 본인이 화를 내면 위도 따라서 화를 내고, 즐거우면 덩달아 위도 즐거워지므로 항상 즐겁게 생활을 해야 위의 기능을 최상으로 좋게 유지하는 방법이다.

(2) 장

입에서 시작하여 항문에 이르기까지 소화관의 대부분을 차지하는 장은 우리가 먹는 음식물을 분쇄하여 소화・흡수하는 식품가공 공장이라고 할 수 있으며, 필요 이상의 부산물과 불필요한 찌꺼기들을 체외로 배출하는 통로 역할을 하는 곳이다.

장은 대장(큰창자)과 소장(작은창자)으로 나뉘어 분리되고, 소장은 다시 십이지장・공장・회장으로, 대장은 막창자・큰창자・구불창자(결장)・직장으로 나뉘어진다. 작은창자(소장)의 길이는 대개 6∼7m 정도 되지만 생체의 경우는 정확히 잴 수 없으며, 작은창자는 위날문에서 연속된 길이가 약 6 m에 직경 2.5 cm 가량으로서 배 안을 가득 채우고 있다.

작은창자는 십이지장 및 공장, 회장(돌창자)의 3부분으로 구분되는데, 십이지장(샘창자)은 위의 날문에서 이어진 C자 모양의 길이 25 cm 정도의 짧은 부분이며, 빈 창자는 십이지장(샘창자)을 제외한 나머지 작은창자의 약 2/5 가량이고, 돌창자(회장)는 3/5 가량이다.

작은창자의 점막과 점막 밑층은 많은 가로주름을 형성하는데, 이것을 윤상주름 또는 돌림주름이라고 하며, 그 위에 다시 점막만으로 형성된 융단이나 카페트의 잔털 같은 융모가 돌출되어 있다.

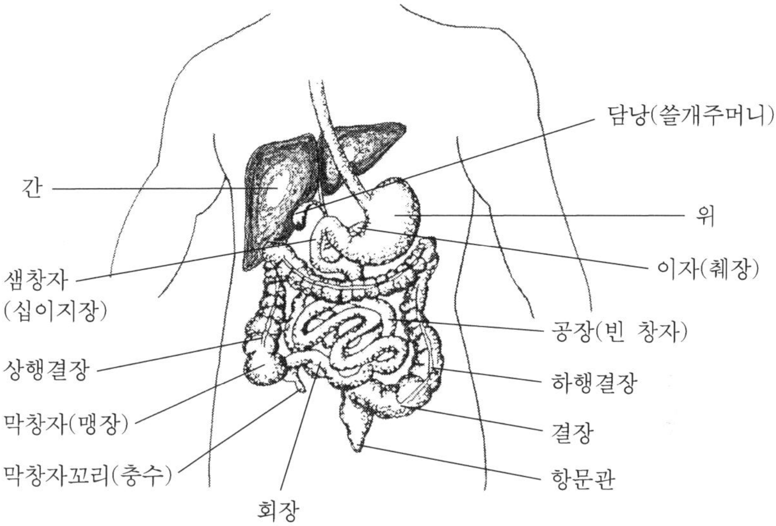

장

또한 작은창자의 상피세포는 무수하고 수많은 미세한 조직의 융모로 형성되어 있는데, 이러한 윤상주름(돌림주름) 융모 및 미세한 융모 등은 소장의 좁은 공간에서 흡수 면적을 넓히는 구조물들이다.

샘창자(십이지장)는 처음의 수평부를 제1부, 아래로 내려가는 수직부를 제2부, 다시 안쪽으로 뻗은 수평부를 제3부, 위 뒤 안쪽으로 올라가는 비스듬부를 제4부로 구분하는데, 쓸개관(총담관)과 췌장관(이자관)이 제2부 안쪽 벽에 약간 솟아있는 십이지장 유두(샘창자유두)를 통해 창자에 이어진다. 소장은 규칙적인 분절운동을 해서 묽은 죽 형태의 음식물을 아래쪽으로 운반되게 한다.

샘창자(십이지장)를 십이지장이라고 부르면 잘못하면 엉뚱하게 판단할 경우도 있다. 간혹 열두발 또는 십이장이라고 하면 상당히 긴 것으로 착각할 수도 있으나 한자로 십이지하면 손가락 열두 개를 합친 넓이, 다시 말해서 너비가 24~25 cm 정도로 보면 된다.

샘창자의 점막 고유층과 점막 밑층에는 점액을 분비하는 샘창자샘이 가득 차 있어 많은 점액을 분비하여 위에서 넘어온 산성 음식물로부터 벽을 보호한다.

작은창자 벽의 결합조직에는 미세융모 모포가 많이 있으며, 특히 돌창자(회장)-막창자 경계 부위에서 위로 1 m 내외에는 미세융모의 집단인 무리융모가 많이 있는데, 창자 간막 반대쪽에 육안으로 보이는 큰 것을 '파이어 반점'이라고 하며, 20~30개 정도가 있다.

작은창자의 기능은 음식물을 완전히 분해시키고, 분해된 음식물에서 영양소를 흡수하는 것이다. 이자에서 분비되는 각종 효소와 쓸개즙 및 창자액 등에 의해 단백질은 아미노산으로, 지방은 지방산과 글리세롤(glycerol)로, 전분은 포도당(glucose)으로 분해되며, 당분과 아미노산은 모세혈관을 통해 흡수되고, 지방산 등은 융모 속의 중심림프관으로 흡수되어 가슴유미관(우유 비슷한 액)으로 흘러가서 결국 정맥으로 들어간다.

또한 작은창자에서는 소화효소와 쓸개즙의 분비를 조절하는 여러가지 호르몬이 분비된다. 소장에 들어오는 수분은 장액 등 각종 분비액을 포함해 하루 약 10리터나 되며, 90% 이상을 소장에서 흡수하고, 나머지 0.5~0.6% 정도만 대장으로 넘어간다.

큰창자의 대부분은 직경이 작은창자보다 훨씬 커서 6 cm 가량이지만, 길이는 짧아 약 1.5~1.8 m이다. 큰창자는 막창자(맹장), 주름창자(결장) 및 곧창자(직장)로 구분하며, 주름창자는 다시 부위에 따라 오름창자(상행결장), 가로창자(횡행결장), 내림창자(하행결장) 및 구불창자(S상결장)로 구분한다.

막창자는 돌창자(회장)가 큰창자로 이어지는 돌막창자 연결부(회맹판)의 아랫부분으로서 끝이 막힌 주머니 모양이고, 직경 7.5 cm

정도로 가장 크다. 막창자의 위치는 오른쪽 아랫배에 고정되어 있으며, 큰창자의 특징 중의 하나인 3줄의 주름창자띠(결장띠)가 합쳐지는 부위에 막창자 꼬리가 달려 있는데, 막창자 꼬리염증(충수염을 흔히 맹장이라고 함)은 막힌 관의 염증이므로 급성으로 진행되고 쉽게 터질 수 있다.

막창자에서 꼬리가 연결되는 부위의 위치는 배꼽과 오른쪽 앞 위에 엉덩뼈를 연결하는 선상의 외측에 해당된다. 오름창자는 막창자에서 배 안의 오른쪽 가장자리로 수직으로 올라가 간 밑에서 거의 직각으로 꺾이는 오른창자굽이 또는 간 굴곡 가까이고, 가로창자는 이곳에서 왼쪽으로 뻗어 지라(비장) 밑에서 아래로 꺾이는 좌측결장굴곡 또는 비굴곡 가까이다. 내림창자는 이곳에서부터 수직으로 내려가서 엉치뼈 능선까지이며, 구불창자는 골반 안에 S자 모양으로 구부러져 있는 부분이다.

곧창자는 엉치뼈(천골)의 앞을 곧게 내려가는 길이 약 12 cm의 관으로서 대변이 고이는 넓어진 아랫부분을 직장 팽대부라고 하는데, 선반같이 가로로 3개의 반달주름(점막 밑층 돌림근육층으로 형성)이 있어 대변의 중량에 의한 확장과 압박을 덜어준다.

큰창자의 내면에는 소장에서 볼 수 있는 주름이나 융모는 없으나 외형상 소장에서는 볼 수 없는 세 가지의 형태학적 특징인

① 주름창자띠
② 주름창자팽대
③ 배막주렁(복막수)을 가지고 있다.

주름창자띠는 길이 방향으로 정삼각 위치에 평행하게 배열된 3줄의 끈으로서 대장벽의 바깥세포로 근육층이 뭉쳐져 이루어진 것이다.

주름창자 팽대는 창자의 길이보다 주름창자띠의 길이가 짧기 때문에 띠 사이 부분이 일정한 간격으로 불룩하게 된 것이다. 배막주렁은 창자 곁에 장막에 싸여 주렁주렁 달려 있는 지방주머니이다. 큰창자의 기능은 작은창자에서 넘어온 내용물로부터 수분과 염분을 흡수하고, 나머지를 몸 밖으로 배설하는 것이다.

돌창자(회장)와 큰창자의 이음부분에는 음식의 역류를 막아주는 돌막창자 판막이 있다. 항문관은 길이가 약 3.8 cm로 위쪽 1.5 cm 부분에는 6～10개의 세로 점막주름인 항문 판막이 있으며, 이 부위에 해당하는 빗살선을 경계로 상부는 내배엽성 기원이며, 하부는 외배엽성 기원이다. 또한 점막도 단층 원주형 상피에서 비각질성 중층 편평상피로 바뀌며, 이는 항문관 아랫부분의 항문 피부선에서 각질 상피인 피부로 이어진다.

항문관의 점막에는 수많은 혈관이 분포되어 있고 서로 상통하고 있으며, 특히 정맥 중에 상부의 것은 문맥으로, 하부의 것은 아래대정맥으로 들어가도록 되어 있어 만약 문맥이나 간 등에 순환장애가 생기면 곧 창자정맥에 피가 몰려 치질이 유발된다. 치질도 빗살선을 경계로 형성 위치에 따라 증상에 차이가 있다.

항문관에는 대변을 모아서 배출할 수 있게 창자의 돌림근육층이 두꺼워진 내괄약근(항문조임근)이 있고, 그 바깥에 뼈대 근육으로 구성된 외괄약근(바깥항문조임근)이 있다.

장 내에는 대장균을 비롯한 수십 여종 이상의 세균이 g당으로 환산하면 수천만 마리 이상이 존재하는데, 이것이 장 내용물을 부패 발효시키며, 그 결과 탄산가스나 메탄가스가 생기고 단백질의 부패에 의한 유화수소나 암모니아 등의 악취를 풍기는 물질이 생성된다. 말할 때나 침 삼킬 때, 혹은 음식을 먹을 때 섞여 들어온 공기는 장 내에서 생긴 가스와 함께 섞여 항문으로 소리를 내며 빠져 나간다.

장 점막에서는 십여 종의 호르몬이 나와 소화효소 분비를 조절하는데, 소장보다는 운동성이 약한 대장에 병이 많다. 대장을 지배하고 있는 자율신경의 과민 반응으로 복통·설사·변비 등이 불규칙하게 일어나는 것은 과민성 대장증후군이며, 정서 불안, 스트레스, 양질이 아닌 음식물 섭취, 음주 등이 원인이 된다. 직장암과 같은 암도 대장에 많이 생기는 병증의 하나다.

(3) 간(담낭과 췌장)

간은 사람이 생활을 하며 살아가는 데 인체 내에서 내분비계통에 중요한 역할을 하는 가장 큰 샘이라고 할 수 있다. 무게가 약 1.5kg이나 되며, 횡경막 바로 아래 오른쪽 갈비 아래부위 안쪽으로 꽤 넓게 자리 잡고 있다.

정상 상태에서는 밖에서 만져지지 않으며, 소화와 관련된 여러 가지 신비의 기능을 살펴보면 간의 오른쪽 앞으로는 쓸개주머니가 있고, 뒤로는 아래 대정맥이 있다. 간의 인대는 태생기에 제정맥(배꼽)과 문맥을 이어주던 혈관이며, 정맥관 인대는 문맥과 아래 대정맥 사이를 이어주던 정맥관이 퇴화된 것이다.

쓸개(담낭)는 쉽게 말해서 담즙을 저장하는 창고라 할 수 있다. 약 50㎖의 부피로 바람을 불어넣지 않은 조그만 풍선모양의 통통한 모양을 하고 있으며, 길이 7~10 cm, 폭 2.5 cm로서 간과 연결되어 있다. 간에서 하루 평균 600㎖ 정도 생산되는 담즙을 받아 농축시켜 저장하고 있다가 십이지장으로부터 소화해야 할 음식물이 도착했다는 신호를 받으면 담낭근육을 수축시켜 농축된 담즙을 십이지장으로 보내는 역할을 한다.

간의 기능을 살펴보면

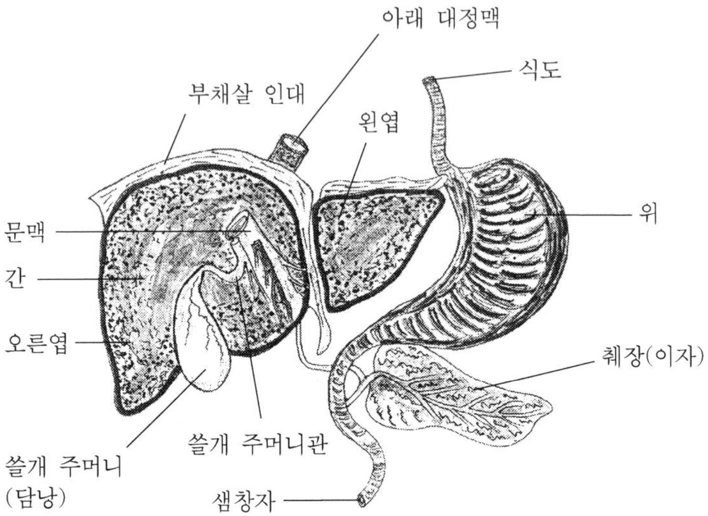

간(담낭과 췌장)

① 쓸개즙의 형성과 분비(하루 약 600 mℓ)
② 영양소의 대사활동
③ 유해물질의 해독 및 독성 제거
④ 비타민 A 등 철분의 저장과 공급 등이다.

쓸개즙은 쓸개염, 빌리루빈(bilirubin담즙의 적황색 색소), 콜레스테롤(cholesterol) 등이 복합된 것으로 소화효소는 아니지만 지방을 미세하게 쪼개는 유화(乳化) 작용을 함으로써 지방질의 분해와 흡수에 중요한 구실을 한다.

공복일 때는 쓸개관이 십이지장 부위와 맞닿은 통로가 막혀 담즙이 내려오지 못하도록 하고, 또 장 내의 물질들이 역류하지 못하도록 일정한 압력을 유지시켜 담즙의 측정행위만 지속되게 한다.

간세포들은 콜레스테롤을 합성하는데, 그 중 반은 그대로 쓸개즙으로 분비하고, 나머지 반은 쓸개염을 형성하여 쓸개즙으로 분비한다. 또한 적혈구가 파괴되어 생기는 빌리루빈(색소)은 대변의 색을 누렇게 하는 색소인데, 이것의 배출이 막혀서 혈중 농도가 높아진 것을 황달(Jaundice)이라고 한다.

간에서 이루어지는 영양소의 대사활동을 요약하면

① 간세포는 단백질의 이화작용(생리)과 동화작용(물질 합성대사작용)에 관여한다. 이화작용으로는 탈아미노작용(deaminate)과 요소(尿素 : 단백질의 질소 성분과 CO_2가 합쳐진 유해물질) 형성 등을 들 수 있다. 동화작용으로는 혈장단백의 95%가 간에서 합성된다는 것을 알 수 있다. 혈장단백은 혈액에 삼투압(滲透壓)을 부여함으로써 체액의 균형을 유지하며, 정상 혈압 및 순환유지에 필수적인 것이다.

② 단백질을 지방으로 전환시켜 지방세포에 저장시킨다.

③ 간세포는 피 속에 혈당 농도의 형평을 유지시키고, 혈액 속에 혈당 농도(포도당 농도)가 높아지면 포도당을 당원으로 전환시켜 간세포 자신이나 근육세포에 저장하는데, 이 과정을 당원형성 과정이라고 한다. 반대로 혈당 농도가 낮아지면 당원을 다시 포도당으로 분해하여 혈액으로 되돌려 보내는데, 이 과정을 당원분해라고 한다. 이 외에도 필요에 따라 단백질이나 지방을 포도당으로 전환시키는 기능 역할을 하는데, 이 과정을 포도당 생성이라고 한다.

④ 간세포는 창자에서 흡수된 해로운 물질을 일종의 화학반응을 거쳐 분해하거나 해롭지 않은 복합체로 변화시키는 해독기능을 한다.

췌장은 지방·탄수화물·단백질 등 3대 영양소를 분해 소화시키는 외분비기관인 동시에 각종 호르몬을 분비하거나 다른 기관에서 만들어진 수호르몬의 기능도 통제하는 내분비기관으로서의 기능도 겸비한 중요한 장이다. 위의 뒷쪽에 가로로 누워 밑부분이 십이지장과 맞닿은 길이 15 cm 전후의 췌장은 80 g 정도의 무게로 가장 깊숙한 곳에 자리잡고 있다.

췌장의 소화기능을 살펴보면 하루 약 1.2 ℓ 의 췌장액이 분비되어 췌관을 통해 십이지장으로 들어가는데, 이 속에는 20여 종의 강력한 효소가 들어 있어 영양소를 소화하기 쉽게 분해한다.

췌장의 내분비샘은 샘세포들이 수십만 개의 집단을 이루어 외분비샘 조직 사이에 흩어져 있어 랑게르한스섬(Langerhans islands)이라고 하며, 샘세포의 70% 이상을 차지하는 벡타세포에서는 혈당을 낮추는 인슐린(insulin)을 분비하고, 약 20%를 차지하는 알파세포에서는 혈당을 높이는 글루카곤(glucagon)을 분비한다.

또 한편으로는 간으로 필요한 성분을 만들어 보내 여분의 에너지원으로 저장시키기도 한다. 만일 췌장이나 간에 질환이 생겼거나 비만 등으로 인한 뇌일혈 등의 경우에는 벡타세포의 인슐린 분비 기능 이상에서 오는 분비량과 당분의 비율이 맞지 않아 혈당치를 조절하지 못해 당뇨병으로 발전하게 된다. 알파세포에서는 글루카곤(glucagon)이라는 호르몬이 나와 간에 저장된 글리코겐을 분해시켜 피 속에 포도당이 많이 운반되도록 촉진시켜 주는데, 포도당은 심한 운동이나 스트레스 등을 받았을 때 쓰이게 된다.

췌장은 호르몬의 분비를 촉진시킬 뿐만 아니라 다른 호르몬의 분비 통제 기능을 갖고 있으며, 위액의 산성도를 적절하게 유지시키도록 한다. 모든 기능이 원활하게 이루어지려면 알맞는 수소 이온농도가 필요하며, 생산과 분비는 호르몬에 의하여 조절된다.

현대 의학에서 지금도 불치병으로 간주되는 당뇨병이 췌장과 간에서 오는 질환이라고 보면 된다. 이렇게 무서운 질환들이 현대 의학과 약품으로는 치료가 불가능하나 벌독에 들어있는 멜리틴 성분이 포도당과 인슐린 공급에 필요한 역할을 해서 당뇨를 완치시킬 수 있으며, 인체에 해로운 요소들을 분해해서 밖으로 내보내고 혈당을 조절하는 데 크게 도움을 준다고 보면 된다.

1. 위염

위의 점막층에 생기는 염증으로서 급성위염은 무분별한 식사, 지나친 알콜 섭취, 자극성 약물복용, 식중독, 감염성 질환 등으로 인해 발생할 수 있다. 증상으로는 심한 상복부 동통과 구토, 구역질, 식욕

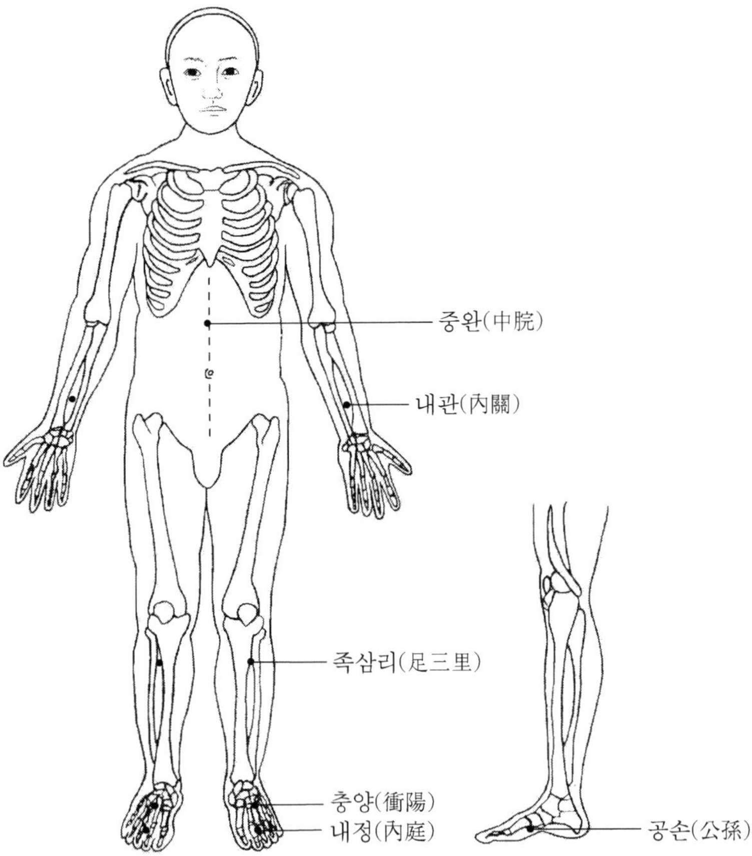

상실, 갈증, 설사 등이 있다. 위염은 갑자기 발병하나 급속히 가라앉는다.

치료법으로는 드물게는 정맥주사로 체액을 공급하기도 하나 부식시키는 데 결정적인 역할을 하는 심한 산·알칼리성의 섭취로 인하여 화학성 위염이 발병할 수도 있다.

만성위염의 원인과 증세를 악화시키는 조건 등은 알려져 있지 않으나 심각한 질병으로 분류되지 않기 때문에 특별한 치료법은 없으며, 주로 신경안정제계통의 복용제로 처방하기도 하나 만성적 위염으로 진행될 경우 심각한 합병증을 유발할 수도 있으며 반갑지 않은 결과를 불러 올 수도 있다.

◆ 벌침요법으로 치료하면 만족할 만한 치료를 할 수 있으며, 지명한 혈자리에 30회 정도 침하면 대부분 잘 치료된다.

2. 위통

위통은 여러 가지 이유로 올 수 있다. 간혹 저분비로 인한 내분비계 위축으로 올 수도 있고, 신경계나 신경성 장애로 인한 감각이상 등에 의해서도 나타나기도 하나 정확한 원인은 알려져 있지 않다.

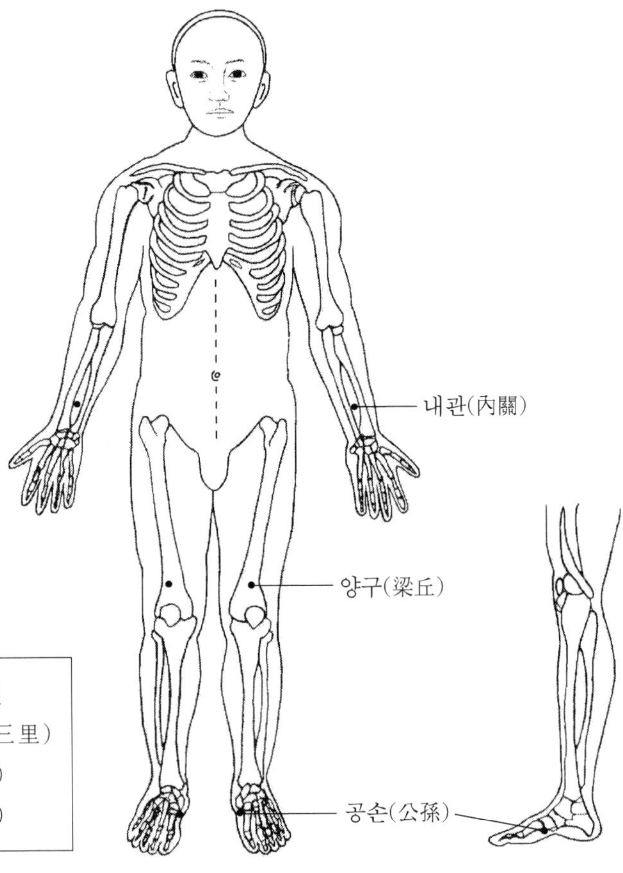

2차 치료혈
족삼리(足三里)
중완(中脘)
상완(上脘)

증상으로는 상복부의 팽만이나 통증, 식욕부진 등이 있으나 특별한 치료법이 없고 대개는 필요로 하지도 않기 때문에 심각한 질병으로 받아들이지 않고 있다. 증세의 변화와 진행이 명확하지도 않으므로 치료에는 해결책이 충분치 않다.

◆ 치료는 벌독에 함유된 펩티드 성분이 통증 억제 및 소염작용에 고단위이므로 지명한 혈자리에 침하면 잘 치료된다.

3. 간염, 급성간염

간염은 간에 생긴 염증으로서 여러 가지 유형이나 경로를 통하여 감염되기도 한다. A형 간염바이러스는 소화관에 서식하며, B형 간염바이러스는 혈액이나 체액, 침, 정액 등에서 발견된다. A형 및 B형 간염바이러스는 모두 열 건조물의 염소처리에도 죽지 않는다.

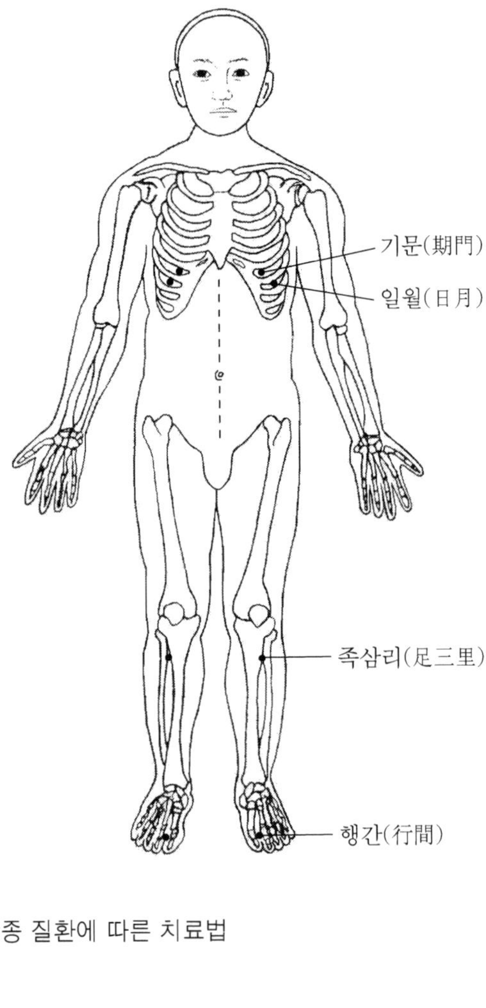

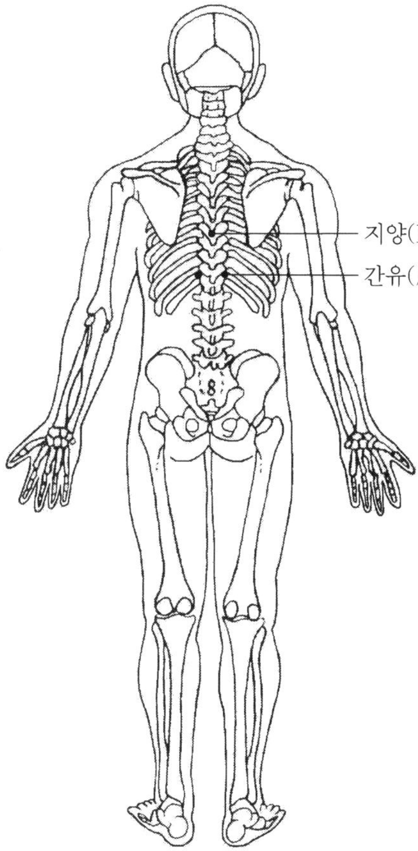

증상이 나타나는 급성기는 며칠에서 몇 주 동안 지속된다. 피부가 누렇게 변하는 황달은 1~3주 정도 지속되고, 회복하려면 오랜 시간이 걸린다. 전형적인 증상으로는 열이 나고, 피로, 가벼운 오한이 나타나며, 입맛이 없고 머리가 아프다. 근육통이 생기고, 흡연자의 경우 담배맛도 없어진다. 간이 커지며, 누르면 아프다.

소변에 함유되어 있는 빌리루빈(bilirubin)은 적혈구의 헤모글로

빈이 분해된 최종산물이며, 골수세포와 간에서 만들어진다. 주로 척추동물의 간에서 분비되는 담즙에 있는 황갈색 색소로서 고형 노폐물인 대변에 특유의 색을 띠게 한다. 빌리루빈(bilirubin)으로 인한 담증 때문에 소변 색깔이 변하고, 구역질, 구토, 가려움증 등이 있으며, 쉽게 낙담하고 매사에 의욕이 없어진다. 중병으로 진행되면 간경변을 일으킬 수 있으며, 치명적인 결과가 야기 될 수 있다.

◆ 치료는 증상에 따라 지명한 혈자리에 적게는 30～60회 정도 침하면 잘 치료된다.

4 비뇨기계통 질환

▣ 비뇨기계통

사람이 살아가는 데 있어서 신진대사 활동에 필요한 여러 가지 식품 공급을 중단하면 생존하는 데 있어 오래 지속되지 못할 뿐만 아니라 생존이 불가능해질 것이다.

이렇듯이 공기를 흡수하고 식료품을 조리해서 먹어치우고 나면 먹은 음식과 필요 이상의 공기는 다시 몸 밖으로 배출되어야 하는데, 이런 찌꺼기 잔여물과 교환되고 정화되어 되돌아 나오는 공기와 찌꺼기들이 배출이 안 되고 몸 속에 남아 있다면 이것도 살아가는 행로에 지장을 주어 몇 시간 견디지 못하고 생존이 불가능하게 될 것이다.

노폐물 중에 유해 가스 성분은 호흡기계통을 통해 몸 밖으로 배출되고, 소화되지 않은 반고체의 찌꺼기는 소화기계통을 통해 배출되지만 단백질의 이화작용으로 생기는 질소 산물은 액체상태로 되어 대부분 비뇨기계통으로 배출되고, 일부는 땀샘으로 배출된다.

비뇨기계통은 오줌을 만들어 몸 밖으로 배출하는 기관들로 구성되어 있다. 오줌은 양쪽 콩팥(신장)에서 만들어지고 요간을 통해 내

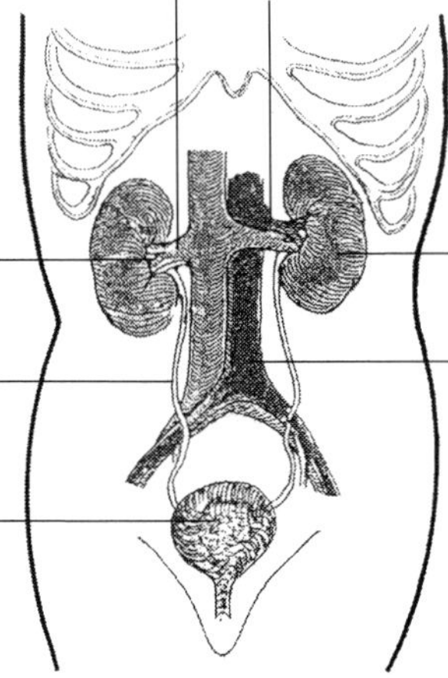

비뇨기계통

려가서 방광으로 모였다가 요도를 통해서 몸 밖으로 배출된다.

콩팥에서 오줌의 생성과정은 단순히 해로운 대사 부산물만을 제거하는데 그치지 않고 전해질 평형과 산 또는 염기성의 형평성 유지 등 생체 내의 균형을 유지하려는(항상성 : 恒常性) 데 필요한 임무들을 수행하는 것이다. 실제로 혈장이 조성되는 일은 전적으로 콩팥에 의하여 조절된다고 할 수 있다.

(1) 콩팥

등쪽 3번째 허리뼈 높이의 벽에 위치하며, 강낭콩 모양으로 주먹만한 크기이고, 길이가 10 cm 정도이며, 무게는 150 g 정도로 오른쪽 콩팥이 왼쪽보다 작고 약간 아래로 처져 있다.

콩팥은 희고 단단한 섬유피막으로 싸여 있으며, 안쪽으로 잇는 콩팥문으로 혈관 신경 및 요관이 지나간다. 콩팥문 주위에 오줌이 모이는 넓은 공간을 가리켜 신동이라고 하는데, 이는 콩팥 유두를 싸고 있는 8개 정도의 작은 술잔이라고도 부르는 소신배와 대신배 및 요관으로 이어지는 깔때기 모양의 넓은 콩팥깔때기로 구성되어 있다.

콩팥 속질에는 8∼18개의 원추형의 콩팥 피라밋이 있는데, 이들 피라밋의 끝부분은 콩팥유두라고 하여 부채형으로 배열된 곧은 세관 및 복잡한 혈관으로 구성되어 있다.

콩팥에서 여과를 담당하는 소체를 말피기소체라 부르는데 겉질에만 있으며, 크기가 0.15∼0.25 mm의 여과장치로서 모세혈관의 덩어리인 사구체와 이것을 둘러싸는 사구체낭으로 조직되어 있다.

콩팥소채와 이것에 연결된 긴 요세관을 합쳐 신원이라 하는데, 이것은 콩팥의 기능 단위로서 한쪽 콩팥에 약 100만∼125만 개가 있다. 콩팥의 기능은 유독한 대사산물인 요소나 요산 등의 질소 화합물을 여과하여 배출하는 것이며, 만약 콩팥 염증 등으로 노폐물의 여과기능이 저하되면 혈액에 축적되어 치명적인 뇨중독증을 일으킨다.

매일 먹고 마시는 수분과 전해질의 섭취량에 따라 배출량을 조절하여 수분 및 전해질, 산 그리고 염기의 균형을 유지시킨다. 따라서 콩팥의 기능이 상실되면 생체 내의 균형이 파괴되어 죽음을 피할 수 없다.

이 외에도 콩팥은 인체 내의 혈압조절 및 적혈구 형성에 관여하는 물질을 분비한다. 오줌의 형성과정은 신사구체의 여과 과정과 요세간에서 재흡수 과정, 그리고 요세관의 분비 과정 등 세 단계로 구분한다.

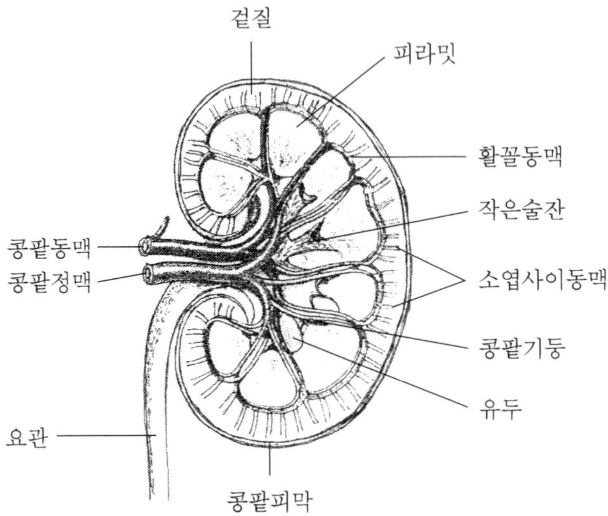

콩팥(신장) 절단면의 구조

사구체낭으로 들어온 수입세동맥은 여러 개의 모세혈관으로 나누어 콩팥 토리를 형성하고, 다시 한곳의 수출세동맥에 모여 사구체낭에서 나간 후 다시 모세혈관에서 갈라져 요세관에 분포되는데, 토리주머니의 속 벽을 구성하고 있는 족세포(발세포)는 문어발처럼 생긴 많은 발을 가지고 있으며, 이것들이 모세혈관에 밀착되어 있다. 이들 발 사이의 얇은 막과 기저막 및 모세혈관의 내피로 이루어진 여과망을 통하여 분자량이 10만 이상인 혈장이나 혈구를 제외한 거의 모든 혈장 성분이 빠져 나간다.

여과 과정에서 물질이동의 원리는 일반적으로 모세혈관에서와 같으나 콩팥 소체는 좀더 효과적으로 여과시킬 수 있는 두 가지 형태학적 특성을 가지고 있다.

모세혈관에는 많은 창이 있고, 날토리 세동맥의 직경이 작아서 혈액이 흐름의 높은 저항을 받아 토리 모세혈관의 혈압이 일반 모세혈관 보다 훨씬 높다.

동맥쪽 모세혈관의 혈압은 30～32 mmHg이며, 정맥쪽 모세혈관의 혈압은 12 mmHg인데 비하여 토리 모세혈관의 혈압은 60～70mmHg나 된다. 모세혈관의 혈압 혈액 속의 교질삼투압 토리주머니 속의 여과액의 정수압에 의해 결정되며, 실제로 결정적인 힘은 물질을 토리 밖으로 밀어내려고 하는 토리의 혈압이며, 나머지 압력은 이와 반대방향으로 작용한다.

교질삼투압이라 함은 단백질이나 알부민의 농도에 의한 것인데, 병적상태에서 토리의 투과성이 증가하여 혈장 속의 단백이 빠져 나가면 혈액의 삼투압은 낮아지는 반면에 주머니 속의 여과액의 삼투압이 형성되어 여과량이 증가하게 된다.

출혈이 심하거나 실신하여 전신 혈압이 떨어지면 토리혈압도 낮아져 형성되는 오줌의 양이 감소하여 빈뇨증(양이 적게)이나 무뇨증(전혀 없음)을 초래하며, 이러한 상태가 지속되면 유해성 부산물의 축적과 함께 콩팥 자체가 손상을 입게 되므로 혈압이 저하된 사람은 오줌의 배출량을 조사하면서 혈압을 교정시켜 주어야 한다.

교감신경의 흥분은 토리 세동맥을 모두 수축시키며, 심한 충격을 받으면 들토리 세동맥이 심하게 수축되어 토리혈압이 급속히 낮아짐으로써 여과가 불가능한 신장 정지가 초래되기도 한다.

(2) 요세관에서 재흡수 과정

형성된 오줌 속에서 인체에 필요한 물질을 재흡수하는데, 여과된 수분(99% 이상)은 대부분 재흡수되고 용질은 성분에 따라 일부 또는 전부 재흡수된다.

이러한 재흡수는 요세관을 구성하고 있는 세포의 기능에 의한 것으로 각 부위마다 흡수하는 물질의 종류와 양이 다르며, 놀라운 선택력과 식별력을 가지고 생체에 없어서는 안 되는 물질을 선택하며 능률적으로 흡수한다.

요세관의 토리쪽에서는 여과된 포도당을 100% 재흡수하여 혈액으로 되돌려 보내므로 정상적인 오줌에는 포도당이 없다. 그러나 포도당의 재흡수 능력에는 한계가 있어 혈중 포도당 함량이 150 mg ~100 mℓ 정도로 높은 경우에는 여과된 포도당을 완전히 흡수하지 못하여 일부가 오줌에 남아서 배출된다.

이러한 상태를 당뇨병이라 한다. 물은 곱슬세관에서 여과량의 75% 이상이 재흡수되며, 곱슬세관을 지나면서도 물에 대한 투과성을 증가시키는 항이뇨호르몬의 영향을 받아 여과량의 15%가 재흡수되는 등 끝까지 남아서 오줌으로 나가는 것은 1%에 불과하다. ADH(항이뇨호르몬) 분비가 저하되면 다량의 오줌을 배출하게 되는데, 이러한 상태를 요붕증(당뇨병)이라고 한다.

콩팥 조직이 파괴되거나 콩팥을 떼어내면 혈압이 올라가는데, 이러한 현상은 여러 가지로 설명되고 유권 해석하고 있으나 확실한 원인은 모르고 있다.

신장에서는 적혈구 생성을 촉진시키는 적혈구 형성 호르몬을 생산하는데, 일산화탄소 중독 등 산소 결핍증이 발생했을 때 적혈구의 수를 증가시킨다.

(3) 방광

방광은 치골이 결합된 바로 위에 위치하며 오줌을 400 cc 정도 채울 수 있는 근육주머니이다. 방광 점막에는 많은 주름이 형성되어 있으며, 오줌량에 따라 방광이 확장되거나 수축될 수 있도록 편리한 구조로 되어 있다.

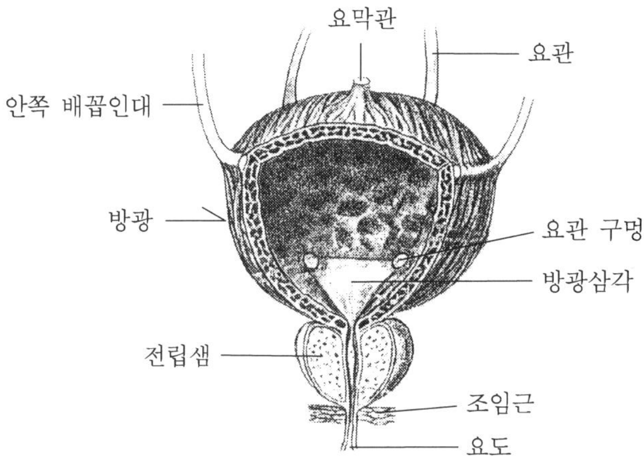

남자의 방광

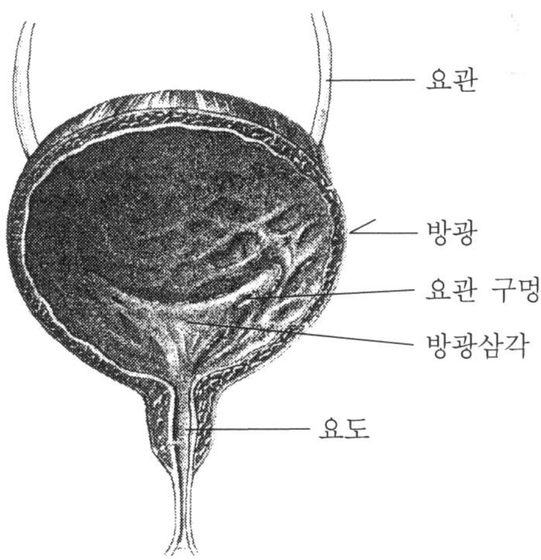

여자의 방광

요와 접하는 표층세포의 막은 일반적인 세포막보다는 두꺼워 고장성(高張性)인 오줌과 조직액 간의 수분 이동을 방지하는 방벽 역할을 한다. 방광 아래 면에는 양쪽에 두 개의 요관출구가 있고, 한 개의 요도 입구의 구멍이 삼각을 이루고 있는데, 이를 방광삼각이라 칭한다. 방광에 뇨가 모여 확장되면 방광벽은 반사적으로 수축을 일으키는 것과 동시에 조임근이 이완되며 오줌을 배출시킨다.

배뇨는 방광이나 요도가 오줌에 의하여 팽창되어야 유발된다. 방광의 수축 및 조임근의 이완은 교감신경에 의하여 이루어지는데, 정액이 사정될 때에는 조임근이 수축되어 정액이 방광쪽으로 들어가는 것을 방지하며 막아버리는데, 이러한 일들은 교감신경에 의해서 이루어진다.

바깥조임근은 마음대로 수축되어 배뇨를 중단 또는 배출할 수 있으나 간혹 뇌출혈이나 척추손상 등으로 인하여 신경계통에 이상이 생길 경우 본인 의지와는 관계 없이 배뇨되는 요실금이 초래되는 경우도 있다. 배뇨는 오줌의 양 뿐만 아니라 방광의 팽창 속도에 달려 있다. 방광염 때 자주 소변을 보는 현상은 방광 팽배로 인한 반사작용에서 오는 것이 아니라 요도 부위에 자리한 조임근의 이완으로 인한 현상이라 볼 수 있다.

① 요관

요관(尿管)은 콩팥과 방광을 잇는 길이 약 25 cm의 관으로서 뒤배벽에 위치하며, 콩팥 안쪽의 콩팥동굴에서 시작된 속 공간의 직경이 6 mm 정도 되는 관이다.

요관의 벽은 점막층, 근육층 및 섬유막 등 3겹으로 되어 있으며, 점막은 세로주름을 형성하고 있고, 방광과의 경계되는 부분에는 점막주름이 액체의 유동을 조절하는 밸브(valve) 역할을 하여 오줌을 배출할 때 방광의 수축작용으로 인하여 오줌의 역류를 막아주는 작용을 한다.

요세관에서 형성된 오줌은 콩팥 깔때기 쪽으로 흘러가는데, 1분당 3회 정도 일어나는 근육연동 작용에 의하여 연동파가 일어나며, 연동파의 속도는 2～3 cm이다.

② 요도

요도(尿道)는 방광에서 체외(體外)로 연결된 마지막 배출관문으로서 길이 및 기능이 남녀 간에 많은 차이가 있다.

여자의 요도는 질 바로 앞에 위치하여 있는데, 길이가 4 cm 정도에 불과한 짧은 관으로서 순수하게 요의 배출만 되는 관이지만, 남

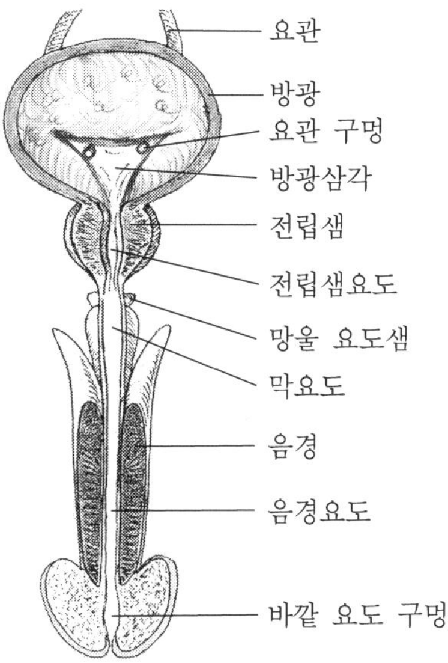

남성의 요도

자의 요도는 길이가 15～20 cm 이상에 달하며, 요의 마지막 배출기관이면서 생식관의 정액이 함께 사용하는 통로이다.

남자의 요도는 3부분으로 구분하는데, 전립샘 요도는 방광 밑에 붙어 있는 전립샘을 관통하는 부분으로서 길이가 약 2.5 cm이며, 여기에서 사정관이 열리고 있다.

막요도 부분은 전림샘을 받치고 있는 비뇨생식 가로막을 관통하여 지나가는 부분으로서 길이는 약 1.3 cm이며, 다른 부분에 비하여 상당히 좁은 곳이다. 생식 가로막은 두꺼운 뼈대 근육으로 된 막으로서 요도 바깥조임근 역할을 하는데, 남자는 요도만 감싸고 있으나 여성에게서는 요도와 요도 뒤쪽에 질을 함께 감싸고 있기 때문에 요도 자체에 미치는 힘과 영향력이 남자에 비하여 매우 약하다.

1. 전립선 비대증(전립선염)

전립선은 남자에게만 존재하는 생식기계의 일부로서 생식기 안쪽으로 방광 아래 요도를 반지(링)처럼 감싸고 있는 밤톨만한 크기의 형태로, 정자의 운동을 활발하게 해주는 액체를 분비하는 개체이다. 전립선의 성장 발육은 고환에서 분비되는 호르몬에 의해 좌우되며, 남성호르몬인 안드로겐의 생산이 줄어들면 전립선이 퇴화되기 시작한다.

정상적인 성인이 나이가 들면 전립선에 점차적으로 변화가 생긴다. 40~60세가 되면 평활근의 위축이 생기고 섬유성 반흔조직, 교원섬유, 림프세포 등이 증가된다. 60세가 넘으면 전립선 조직은 대부분 섬유성 조직으로 대체되고 비대해진다.

대다수의 경우에는 별 증상이 없지만 간혹 혈관이 터져 감염되는 수가 있다(이때 염증이 생길 수 있으며). 전립선의 비대로 인한 요도(오줌통로)가 압박되어 소변의 흐름이 점차적으로 막히고 배뇨에 심한 장애가 오며, 전혀 배뇨를 할 수 없는 경우도 있다. 한편으로 소변이 계속 조금씩 흘러 나올 수도 있고, 방광은 완전히 비워지지 않아 감염의 원인이 되기도 하며, 방광결석을 초래한다.

이러한 폐쇄를 극복하기 위해 방광근육이 점차 두꺼워진다. 만약에 요도(오줌통로)에 심한 압박으로 인하여 신장으로 소변이 역류되면 진행성 손상이 따르고, 이것은 신부전 및 신부전의 독성으로 인한 요독증을 초래할 수도 있다. 더 심하게 진행되면 암을 초래할 수도 있으며, 전립선암은 가장 흔한 암 중의 하나이다.

이것은 세 가지 형태로 나타나는데,

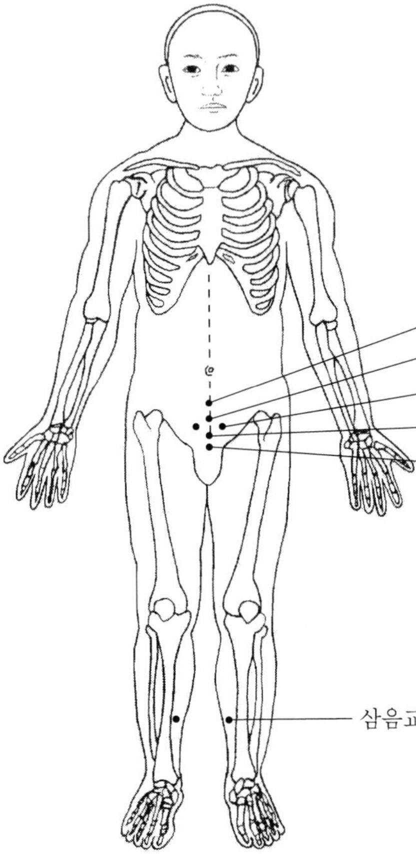

① 전립선에 직접 증상이 나타나는 암
② 전립선에 나타나는 증상은 없으면서 신체의 다른 부위로 전이되는 숨겨진 암
③ 주로 시체 부검시에 발견되는 천천히 자라는 잠복성 암 등이다.

전립선의 감염은 오줌 배출장애로 인하여 방광에 남은 잔량으로 인한 피해와 흔히 대변에 있는 세균 때문에 생긴다.

◆ 전립선 비대증과 전립선염 치료는 혈자리가 같으며, 지명한 혈자리에 20회 정도 침하면 잘 치료된다.

2. 성기 발기부전

성기 발기부전은 과로로 인한 내분비장애, 뇌척수 질환, 알콜중독 등으로 인한 합병증으로 인한 음경의 발기가 불충분한 병적인 상태 또는 발기를 유지하지 못 하는 상태이다. 발기를 유지하지 못하여

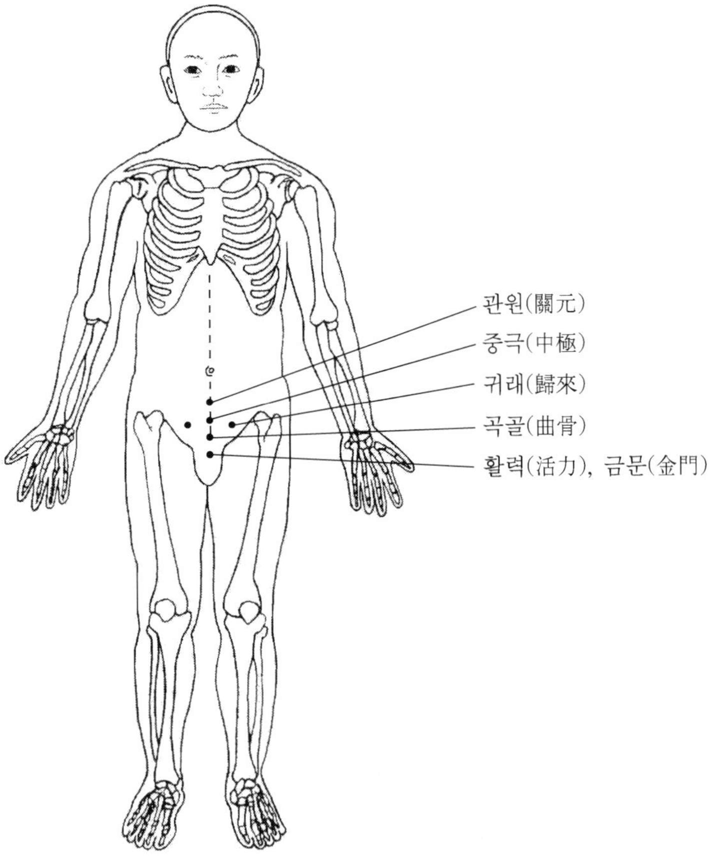

성 관계를 가질 수 없거나 더 넓은 의미로는 성적으로 자극될 수 없는 것을 말하며, 이런 경우는 남자 뿐만 아니라 여자에게도 적용할 수 있다. 또 한 가지로는 신경계 질환의 전형적인 육체적 원인이 있다.

때로는 나이가 들면서 발기불능이 나타나기도 하는데, 이런 경우는 대부분 전립선 질병과 같은 노화성 질병에 따른 2차 질환이다. 이것을 해결하기 위해서 sex 해결 방법 등 여러 치료방법과 미국으로부터 수입된 의약품 등을 복용하기도 하나 그리 신통한 해결책은 없다.

◆ 발기력 곤란의 벌침치료는 가히 상상을 뛰어넘는 훌륭한 치료 방법이다. 지명한 혈자리에 15일간 매일 침하면 만족할 만한 상태로 된다. 중극(中極)이나 곡골(曲骨) 부위는 벌독 흡수력이 상당히 빠르게 진행되므로 치료시간이 단축된다.

3. 냉증

냉증은 여자의 생식기관인 자궁, 난소, 질, 골반 등에 염증이나 혹이 생겨 나타나는 질환을 말한다. 손·발·허리 등 일부 특정 부위만이 냉감 내지 추위에 가까운 감각이 지속되는 증세로서, 원인별로는 자율신경 기능 실조가 혈관운동 및 신경장애를 일으켜 차게 느끼는 부위의 모세혈관이 연축함으로써 혈행을 방해하고, 전달에 장애를 주어, 그 결과 차게 느끼게 되는 것이다. 소화기계통으로는 만성 소화불량, 설사, 장기능 부족으로 인한 혈액순환장애 등이다.

주기별로 생식기에 남아 있는 병적인 혈흔을 제거하여 생리를 순

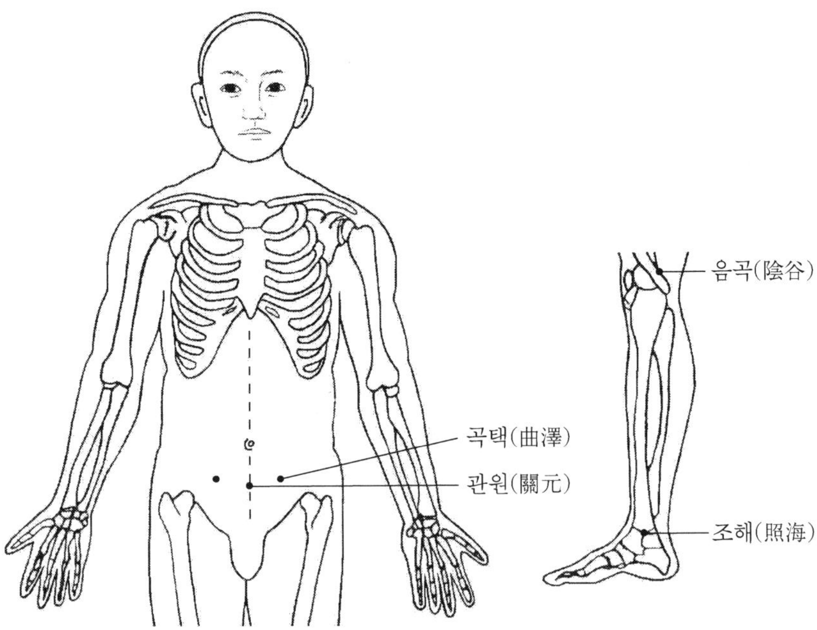

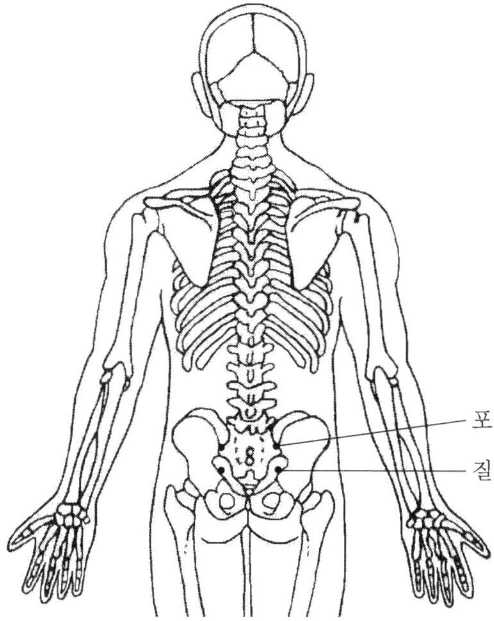

조롭게 해주고, 간계통에 쌓인 기를 풀어 주어야 한다. 남성보다 여성이 2배쯤 많으며, 40세 이상의 여성에게 많이 나타나는 질환이다.

◆ 치료는 지명한 혈자리에 15~20회 정도 침하면 잘 치료된다.

4. 방광염(급성 만성)

방광은 점막으로 둘러싸여 있어 잘 감염되지 않지만, 간혹 신장이나 여자의 질과 남자의 요도와 전립선 등 인접한 장기로부터 염증이 유발된다. 염증을 일으키는 감염원으로는 세균 바이러스, 곰팡이,

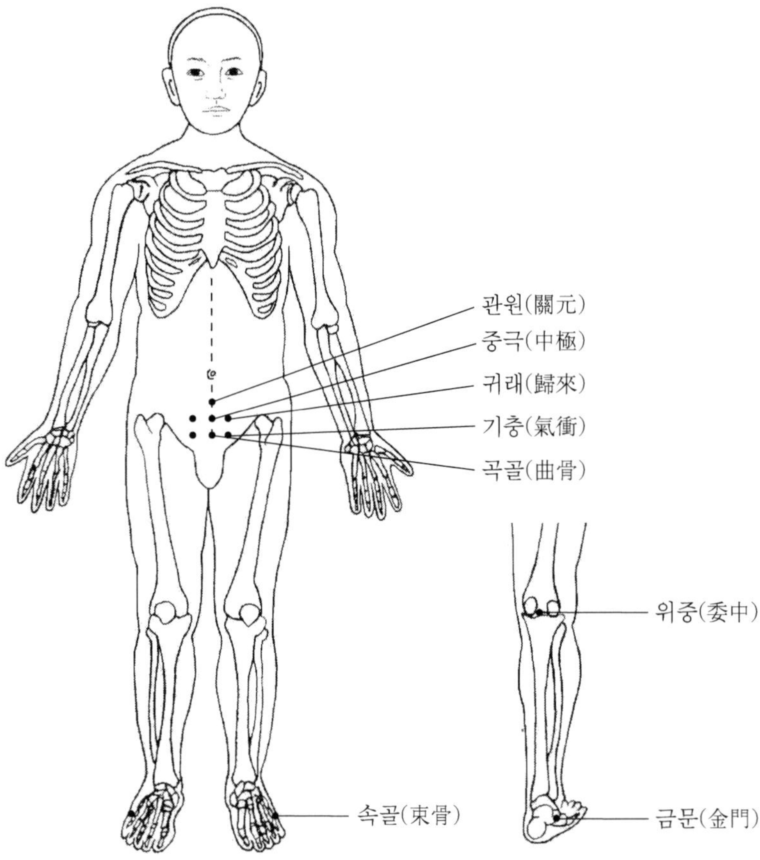

기생충 등이 있다.

방광염의 흔한 증상으로는 소변을 볼 때나 보고난 직후에 타는 듯한 통증을 느끼고, 갑자기 소변이 보고 싶어지거나 자주 마렵고, 허리에 통증을 느끼는 증상 등이 있다. 여자가 남자보다 잘 걸리는데, 이것은 여자의 요도가 남자보다 짧아서 세균이 요도를 통해 쉽게 방광에 도달할 수 있기 때문이다. 여자에 있어 가장 흔한 원인균은 장 안에 사는 세균인 대장균인데 직장에서 요도로 전파된다.

급성 방광염은 대부분 세균감염으로 인해 생긴다. 점막이 붓고 붉어지며 출혈이 생긴다. 작은 궤양이 생기며, 표면이 갈라지고, 흔히 작고 투명한 낭종(액체나 기체 또는 반고체가 들어있는 주머니)이 생기며, 농양이 생기기도 한다. 만성 방광염은 다른 신체 부위의 반복적이거나 지속적인 감염 또는 염증으로부터 생긴다.

방광이 폐쇄되지 않고 만성감염이 지속되면 방광벽이 두꺼워져서 용적이 감소하게 되며, 염증이 방광의 폐쇄와 함께 나타나면 처음에는 방광벽이 두꺼워지다가 점차 신장되어 결국은 위축된다.

◆ 치료는 지명한 혈자리에 침하면 잘 치료된다.

5. 불임증

불임증이란 피임하지 않고 규칙적인 성 관계를 가진 지 1년 뒤에도 임신이 되지 않는 증상을 말하며, 이 용어는 부부가 자녀를 낳을 수 없는 생식불능을 뜻하는 것은 아니다. 과거에는 불임을 개인의 탓으로 돌렸으나 이제 불임은 여러 가지 원인에서 비롯되며, 부부 양쪽에서 그 원인을 찾아야 한다. 수정 능력이 있는 건강한 여성의 약 80%는 1년 안에 임신할 수 있다.

남성의 정상적인 수정 능력은 충분한 수의 건강하고 활동성 있는 정자를 생산하여야 한다. 임신은 정자가 자궁을 통하여 난관 안으로

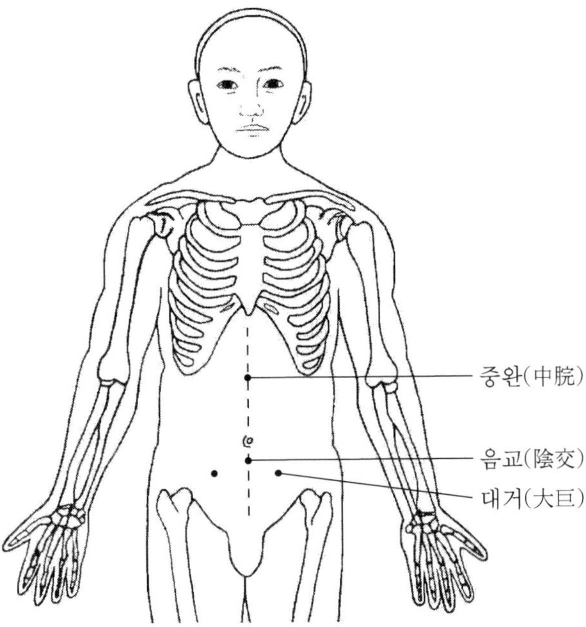

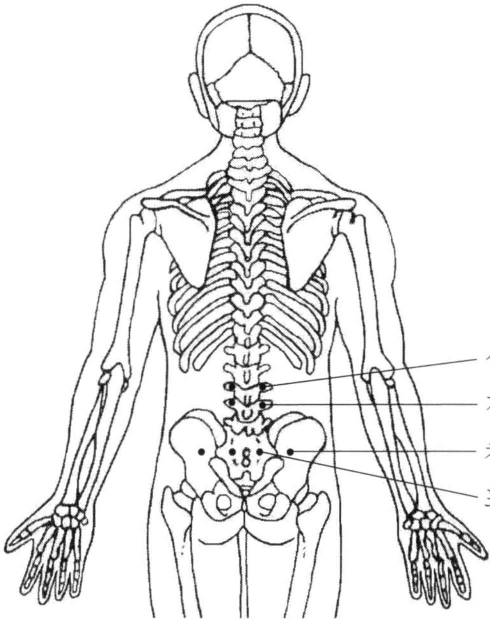

들어가는 데 성공하여 적어도 하나의 정자가 정상적인 난자에 침투하는가에 따라 좌우된다. 또한 임신이 이루어지기 위해서는 수정된 난자가 여성의 자궁벽에 착상해야 한다. 이러한 단계 중 하나라도 이상이 있으면 임신할 수 없으며, 따라서 이 과정 중 한 가지라도 통제하면 임신을 막을 수 있다.

불임의 원인은 매우 많으므로 임신이 가능한지를 확인하기 위해서는 부부가 함께 의사의 검사를 받아야 한다. 불임증은 다른 의학적 문제 때문에 생길 수 있고, 원인도 매우 다양하다. 벌침요법으로 치료하면 치료가 가능하며, 목적한 바를 이룰 수 있다.

6. 오십견, 갱년기 장애

오십견, 갱년기 장애 등은 생물학적 기능과 신진대사의 스트레스에 의한 적응 능력이 감소하여 오는 현상이다. 오늘날에는 자연스런 노화과정이라기보다는 동맥경화증이나 알츠하이머병 같은 질병 때문이라고 여겨지는데, 이런 현상은 나이가 들수록 더 자주 나타나

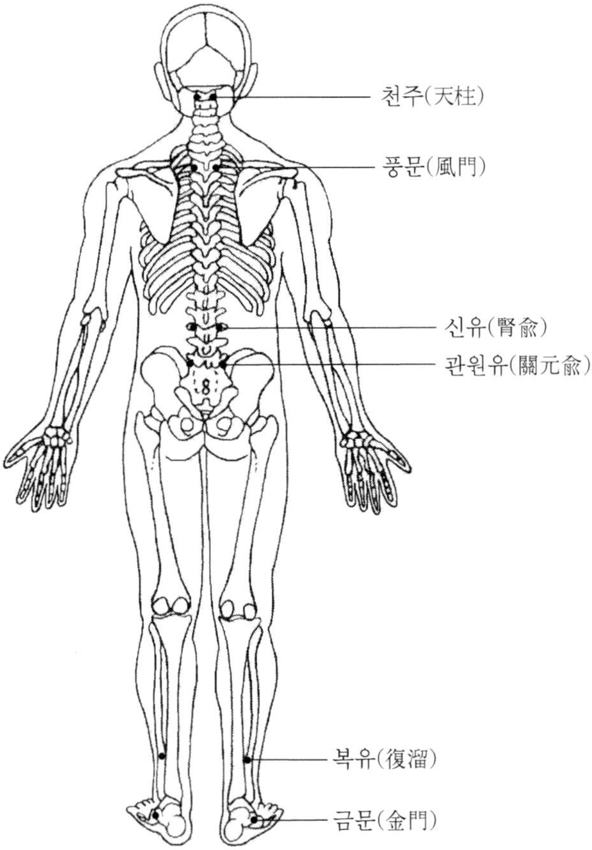

며, 신체적 기능저하는 자연적인 노화과정에서 나타난다.

이러한 질환은 세포 기능의 사소한 변화가 축적되어 한 부분 내지 때로는 전체의 기능을 손상시킬 수도 있고, 노화하면 뼈에서 칼슘이 빠져 나가 골격이 점점 약해지고, 골절이 치료되는 속도는 점점 느려진다. 모든 동물은 나이가 들면 결합조직이 점점 굳어진다.

뼈, 피부, 힘줄에 함유되어 있는 섬유단백질인 콜라겐은 젊은 시절에는 가용성 분자로 끊임없이 생산된 뒤 화학적인 교차결합을 거쳐 보다 단단한 불용성 콜라겐으로 바뀐다. 그러나 나이를 먹으면 새로운 콜라겐의 생산이 중단되어 구성하고 있는 콜라겐 가운데 더욱 뻣뻣한 콜라겐의 비율이 차츰 늘어난다. 이렇게 결합조직이 굳어지면 영양소와 호르몬 및 다른 물질들이 결합조직에 침투하기가 점점 더 어려워지고, 그 결과 노인은 피부의 탄력이 줄어들어 주름살이 생기고 피부가 약해진다. 노화와 관련된 신경계 변화는 동물이 성장한 뒤에는 신경세포가 재생되지 못한다는 것이다.

말초신경 섬유의 수는 성인이 된 뒤 꾸준히 줄어들고, 이런 조직에서는 죽어가는 세포를 대신할 증식세포가 점점 줄어들고 남아 있는 증식세포의 세포분열 속도도 줄어든다. 이것은 상처를 치유하는 능력장애가 생긴 부분의 복구 및 재생감염에 대항할 면역세포를 생산하는 능력을 떨어뜨리는 등 여러 가지 영향을 미친다. 생식세포의 증식능력이 떨어지면서 여성은 출산시기가 끝나 폐경기로 접어들고, 남성은 생식능력이 줄어드는데, 이를 갱년기라고 한다.

◆ 치료는 통증이 오는 곳, 눌러서 아픈 곳, 차가운 곳, 시리고 저린 곳 어느 부위든 압통점이나 전신, 여러 군데 통증이 심할 때 2～3회 혈자리에 침하면 잘 치료된다.

5 피부계통 질환

▣ 피부계통

피부계통은 사람의 표면을 덮고 있는 살갗에서 유래된 모든 조직의 부속물들을 말한다. 피부는 각자 체중의 약 16%를 차지하는 기관으로서 표피와 진피 등 2층으로 된 조직으로 구성되어 있으며, 겉층은 외배엽에서 생성된 상피조직이고, 속층인 진피는 중배엽에서 생성된 결합조직이다.

피부의 두께는 0.5~6 mm로서 부위마다 차이가 있으며, 대부분 1~2 mm로서 얇은 피부이다. 그러나 손바닥과 발바닥은 특별히 두꺼운 피부로 되어 있고, 고막이나 눈꺼풀에서는 가장 얇아 0.5 mm에 불과하다.

일반적으로 남자보다 여자의 피부가 얇으며, 얼굴의 피부는 다른 곳에 비하여 얇다. 몸통 부분에서는 뒷면보다 앞면의 피부가 얇으며, 팔다리에서는 대체로 안쪽 면이나 굽힘쪽 면이 얇다. 진피와 표피의 경계는 뚜렷하다.

진피의 작은 융기들이 표피 속으로 깊숙이 돌출되어 있는데, 이것을 진피유두라고 하며, 이것들을 통하여 혈관이 표피세포들에게 좀

더 가까이 갈 수 있고, 표피를 진피에 단단히 부착시키는 역할을 하고 있다.

털이 없는 손바닥과 발바닥에 기복이 형성되는데 이것을 피문이라 하고, 그 중 손가락 끝의 것을 지문이라고 한다. 지문은 사람마다 독특하여 개인 식별에 이용되며, 유전인자에 의하여 결정되는 것으로 평생 동안 변하지 않는다.

피부에는 여러 가지로 분류되는 층이 있는데 과립층이나 투명층, 각질층 등으로 형성되어 있다. 각질층은 표피에서 가장 두꺼운 층을 말하며, 비늘같이 얇은 세포들이 치밀하게 결합되어 있고, 세포질은 완전히 물렁각질로 대치되어 있으며, 세포들은 단단한 결합으로 인하여 수분도 통가하지 못하는 방수기능을 가지고 있다. 손바닥과 발바닥을 제외한 피부에서는 투명층은 거의 없으며, 각질층도 훨씬 얇다.

상피세포들은 양극성(兩極性 : 정반대의 요소를 갖는 일)을 가지고 있어 세포 말피기층에서 드디어 떨어져 나가게 되는데, 하나의 세포가 바닥층에서 만들어져서 떨어져 나갈 때까지 소요되는 시간은 부위, 나이, 영양상태 등 여러 가지 요인에 따라 다르나, 대략 15일에서 30일 가량이다.

멜라닌 세포라고 불리는 바닥층에 있는 세포는 볼이나 이마 바깥쪽 생식기 등에 많으며, 지구상에 존재하는 어떤 종족에게서도 손바닥이나 발바닥에는 없는 세포로 알려져 있다. 특이하게 이 세포들은 이웃 세포와 결합하고 있지 않고 각질화 되지도 않는다. 이 세포들은 자외선을 받아 멜라닌 색소를 형성하여 표층에 분비함으로써 자외선으로부터 핵의 파괴를 방지하여 인체를 보호하는 한편 피부색을 결정하는 중요한 인자가 된다.

피부 및 지방층에 있는 적황색 색소 캐러틴(당근, 고추 등에 함유된 적황색 색소)에 의하여 피부색이 결정된다. 피하조직(피부 및 조직)은 피부의 일부는 아니지만 진피의 연장이며, 대부분이 지방조직으로 되어 있어 피부 및 지방층이라고 부른다. 피부 및 조직은 영양소의 저장소인 동시에 기계적 충격이나 물리적 충격 등 외부의 온도 변화로부터 신체를 보호하는 역할을 하고 있다.

피부 및 지방층의 양은 성별 · 나이 · 부위 등에 따라 다르며, 남자보다 여자에게 많고, 젊은 사람이 어린이나 노인에 비하여 훨씬 많으며, 부위별로는 볼기 부분이나 아랫배 부분에 많다.

눈꺼풀이나 음경 또는 음낭에는 전혀 없으며, 손등이나 발등에도 거의 없다. 이와 같이 지방층이 적은 곳일수록 피부의 이동성이나 가동성(mobility)이 크다. 피부 부속물은 표피에서 생성된 털이나 손톱, 발톱, 땀샘, 기름샘 및 젖샘 등이 있다.

털(hair)은 표피에서 만들어지는 가는 각질체로서 손바닥과 발바닥, 입술, 발목의 양쪽 복사 부분, 그리고 생식기의 일부분을 제외하고는 전신을 덮고 있다.

털 줄기는 대부분 겉질로 이루어져 있는데, 겉질세포들에 함유된 멜라닌의 작은 미립자 세포들 사이의 공기의 양과 분포상태에 따라 털의 색깔이 다양하게 보이는 것이다.

사람은 누구나 운동을 많이 하거나 힘들게 노동 등을 하면 땀이 나는데, 땀의 분비는 전신 피부에서 동시에 일어나지 않으며, 경우에 따라 다르게 분비되는 양상을 보인다.

더워서 땀이 날 때는 이마에서 시작하여 전신을 거쳐 손바닥과 발바닥에서는 맨 나중에 분비하지만, 긴장하였을 때는 손바닥과 발바닥에서 먼저 시작한다.

겨드랑이나 항문주위 회음부에는 다른 땀샘에 비하여 훨씬 큰 땀샘이 있다. 큰 땀샘은 분비방법이 땀샘과는 달라서 세포 성분의 일부가 분비되기 때문에 부분분비샘이라고도 부르며, 분비기능은 사춘기부터 시작되고, 그 분비물도 땀에 비하여 진하며, 색소 입자나 특이한 냄새를 갖고 있다.

1. 피부염, 피부암

피부병은 모발・땀샘・기름샘 등에 오는 모든 질환의 총칭으로서 피부에 영향을 미치는 대부분의 질병은 피부 자체에서 시작하지만, 이들 질병은 내부의 질병을 진단하는 데 있어서도 중요한 요소가 된다. 피부는 왕성한 치유력을 지니고 있어서 화상과 같은 광범위한 상처도 작은 흉터만을 남기고 재생된다.

피부암은 형질 전환된 세포의 억제되지 않는 증식과 무질서한 성장 결과로 빚어지는 복합적인 질환이다. 주로 피부 노출을 즐기는 서구인에게서 상대적으로 흔하고, 햇볕에 장기적으로 노출된 사람

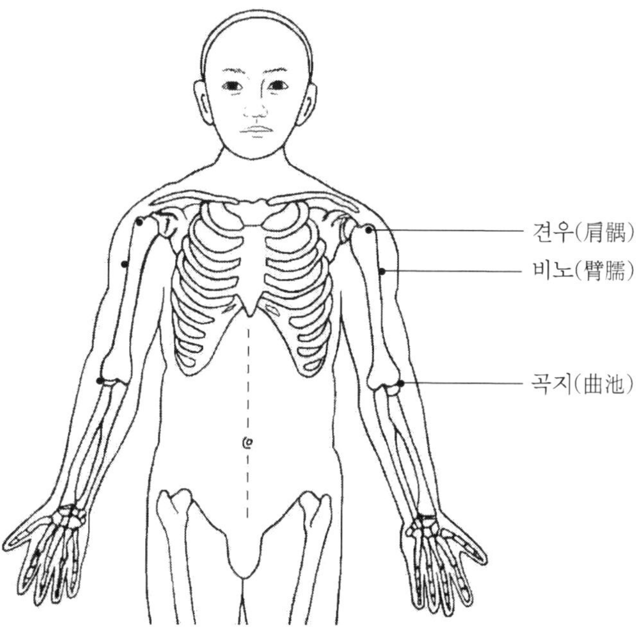

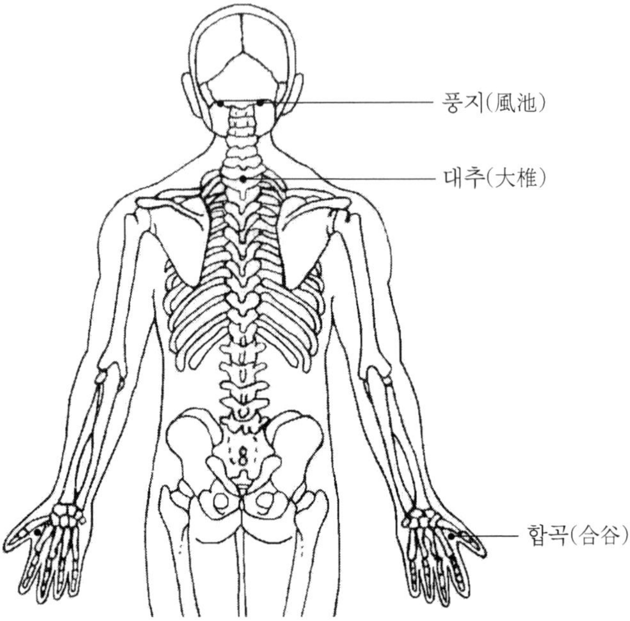

의 목에서 높은 확율로 발생된다.

가장 흔한 형태의 암은 피부의 가장 깊은 층에 있는 기저세포(basal cell)에서 발생하며, 82%를 차지하고 있다. 이것은 처음에 뽀루지(여드름, 좌창) 같은 것이 생긴 후 매우 느린 속도로 자라서 몇 개월 후에는 빛나는 반투명한 상처가 되었다가 결국 작은 궤양을 형성한다. 딱지를 떼어내면 피가 나고, 또 다른 투명한 딱지를 형성하여 치유되는 것처럼 보인다. 기저세포암(basal cell carcinoma)은 느리게 성장하고 매우 드물게 전이하기는 하지만 주변 조직을 침투하여 상당히 괴사시키므로 모양이 일그러진다.

여러 가지 피부병을 전부 설명할 수는 없으나 벌독은 소염작용과 불순세포 파괴작용이 강력하여 염증성이든 화농성이든 벌침의 치료

효과는 거의 절대적이다. 대표적인 예를 들면 욕창과 같은 질환은 벌침만이 고칠 수 있는 유일한 치료방법이다. 피부암이 터지기 전까지는 통증을 모른다. 일단 파괴되거나 손상되어 터져버리면 상당한 통증 때문에 견디지 못하고, 그 고통으로 생명을 잃게 되는 경우도 있다.

◆ 치료는 지명한 혈자리에 매일 시침하되 환부의 크기에 따라 10～20회씩 침하고, 환부 가운데에는 5～6침씩 20～25회 정도 침하면 구멍이 뚫려서 흰 실 같은 세포가 하나 둘씩 빠져나온다. 100회 정도 침하면 암세포가 없어지면서 새살이 나오기 시작하여 푹 파인 환부가 점차적으로 얕아지고, 150～180회 정도 침하면 잘 치료된다.

2. 모발, 대머리

모발은 사람의 몸에 나는 털을 총칭해 가리키는 말로서 머리는 두발, 그 외 부위에 따라 턱수염, 눈썹, 속눈썹, 코털, 겨드랑이털, 음모 등으로 구분된다. 몸 전체에 나는 털의 수는 약 500만 개이고, 그 중 머리에 나는 털은 약 10만 개이다. 털은 인종의 부위에 따라 모양, 색깔, 길이, 성장속도가 각기 다르며, 털의 색깔 역시 멜라닌 색소가 결정하는데, 멜라닌 색소가 적어지면 은발이 되고, 아주 적어지면 백발이 된다.

각 털의 부위마다 일정한 주기의 성장기가 있으며(85%), 5~7년간 지속되기 때문에 일반 동물의 경우처럼 일시에 털이 빠지는 털갈이는 하지 않는다.

대머리는 남자의 40% 가량에서 볼 수 있으며, 흔히 말해서 영구적인 탈모에 속한다. 탈모는 점진적으로(히포크라테스의 화환이라고 부른다) 유전되는 경향이 있으며, 한편으로는 피부 표면 바로 위에서 머리털이 부러지면 마치 대머리처럼 보이는데, 모근의 질환이나 진균에 의한 감염에 의해서 오기도 한다.

다시 말하면 머리털이 없어지거나 적어지는 것을 탈모증이라고 하는데, 모발이 자라는 곳(모낭 : 모발의 성장이 일어나는 곳)이 파괴되어 영구히 탈모되는 경우와 약간 손상을 받아 일시적으로 탈모되는 두 가지 형태로 나눌 수 있으며, 혈중 남성호르몬 농도의 증가 여부에 따라 관계가 있다.

◆ 치료는 3~5회 정도 침하면 빠지던 머리카락이 급격히 주는

것을 알 수 있으며, 30회 정도 침하면 환부 사방에서 가냘프고 아주 가는 머리카락이 자라기 시작하는데(1 cm), 이것은 모근세포가 튼튼해지면서 머리털도 안 빠지고 잘 자라는 현상이다. 이때부터는 신장의 작용을 활발하게 해주기 위하여 신장혈인 지실, 신유, 대장유 등 심장도 함께 할 수 있는 혈에 시침해준다. 털이 나기 시작할 때는 가냘프고 노르스름한 털이 나면서 점점 굵어지면서 윤기 나는 머리털로 변한다.

프로폴리스를 복용하면서 치료하면 더욱 빠를 뿐만 아니라 여자들의 무모증도 4~5개월만에 정상인과 똑같이 자란 결과들이 임상실험에서 충분히 증명되고 있다. 탈모나 대머리는 특별한 혈자리가 없으므로 자세한 치료법은 아래의 메일로 문의하면 자세하게 설명된다.

E-mail : wwww8200@hanmail.net

3. 동상

인간은 생체 조직이 계통 발생학적으로 37℃라는 거의 일정한 온도의 내부 기후를 갖게끔 진화되었다. 저체온증 또는 내부 체온의 하강은 위험하며 치명적이다. 34℃ 이하에서는 대사에 대한 온도조절이 불안정하며, 저온이 지속되면 조절을 할 수 없게 되어 31℃에 이르기 전에 혼수상태 및 사망으로 연결되기도 한다.

조직 내에 얼음이 생길 정도로 열이 손실될 때는 언제든지 동상이 생긴다. 조직은 -5～-6℃ 가까이에서 얼기 때문에 특정한 부분이 얼려면 우선 체온이 37℃에서 -6℃ 이하로 떨어져야 한다. 손과 발 또는 특정 부위에 동상이 생겼을 때 너무 심하면 환부 부위를 잘라야 하는 경우도 있어 치명적인 결과를 가져올 수 있다.

◆ 치료는 어떠한 상태의 동상이든 관계없이 환부에 직침으로 치료하면 효과가 빨리 나타난다. 발침을 해도 치료가 잘 된다.

4. 타박상

타박상은 주로 공구나 도구를 사용하다 실수로 도구에 부딪혀서 신체의 어느 일정 부위에 충격으로 오는 손상이다. 모세혈관 등 피하조직에 일부 충격이나 장애로 인하여 부위에 오는 통증과 여러 가지 증상이 꽤 오랜 시간이 지나야 회복이 된다.

의약품으로는 진통효과를 크게 기대할 수 없는 경우가 허다하나 벌침으로 치료하면 상당히 빠르게 통증이 제거되고, 멍이 들어서 부위에 혼탁하지 못한 피하조직의 손상된 부분들을 신속히 복구시켜 주기 때문에 빠른 속도로 회복된다.

◆ 치료는 손상된 환부에 크기에 따라 발침이나 직침으로 하면 되고, 눌러서 아픈 곳에 침하면 된다. 통증이 심할 때는 아픈

부위에 침하면 통증은 즉시 사라지고, 멍든 곳은 용혈작용에 의해서 뭉쳐있던 피가 천천히 사라지는 것을 확인할 수 있다. 특별한 혈자리는 정할 수가 없으므로 상황에 따라 아시혈(아픈 곳)에 침하면 된다.

6 이비인후과계통 질환

1. 중이염

중이염은 귀 속에 염증이 생겨 조금만 진행되어도 항상 건조해야 할 부위에 습기가 차 있으며, 처음에는 불편하고 가려워서 면봉으로 닦아보면 면봉에 물기가 젖기만 하다가 차츰 황색을 띤 끈적거리는 화농성 염증으로 변화된다. 더 나아가면 사람들이 접촉을 피할 정도의 악취나 고약한 냄새가 나는 질병으로 되며, 치료도 상당한 시간을 허비해야만 완치가 될까 말까 한다.

원인은 주로 수영장이나 샤워를 하다가 부주의로 귀에 물이 들어

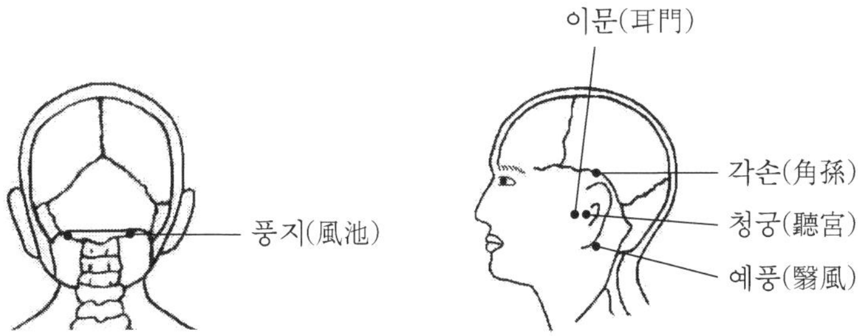

간 것을 며칠씩 방치하다 생기는 질환으로 한번 발병하면 치료 후에도 자주 재발하는 악습적인 질환이다.

◆ 치료방법으로는 벌침으로 귀 부위 혈마다 발침하여 침하되 4~5회차부터 직침으로 침하면 빨리 치료되며 재발이 없다.

2. 콧병, 비염

콧병에는 급만성 비염, 비후성 비염, 축농증 등이 있으며, 비염은 코 점막에 생긴 염증으로서 급성 비염은 흔히 코감기라고도 하는데, 원인균은 공기로 인한 접촉, 비말접촉 등으로 전파된다. 급성 비염에 걸리면 2～3일 동안에 가장 전파가 잘 되며, 만성 비염은 급성이 만성화된 것으로서 먼지가 많은 작업장이나 시시때때로 온도의 변화가 많은 곳에서 잘 발병된다.

콧구멍에는 코 속의 부비강으로 유도하는 코털이 있고, 다열섬 모상피로 덮여 있는 부비강(부비동)이 양쪽으로 4개씩 있다. 이 부비강에서 오염된 물질과 세균을 처리하여 콧물 또는 코딱지라는 물질로 밖으로 내보낸다.

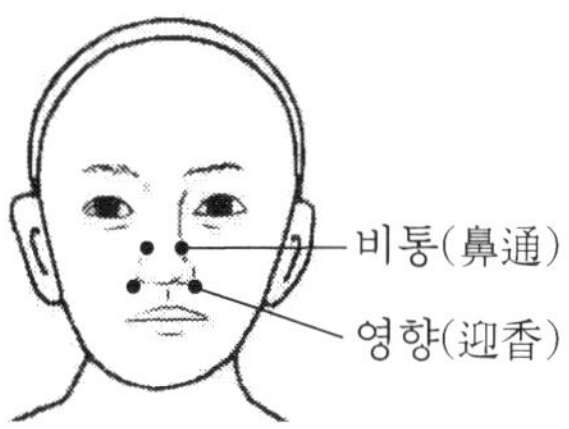

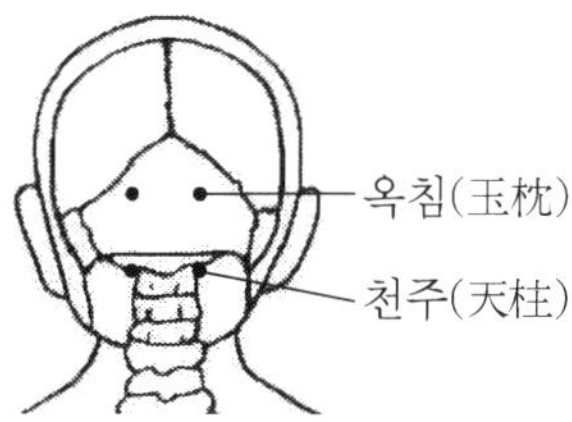

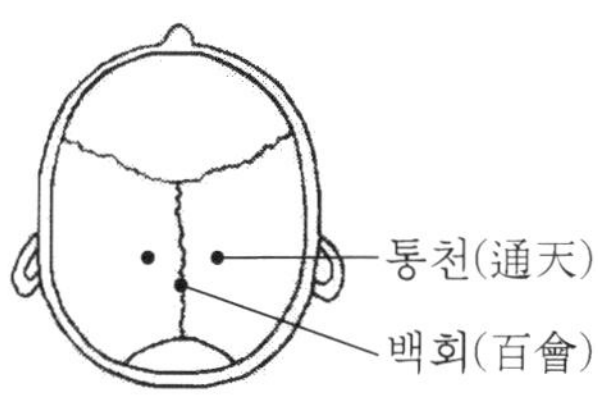

부비강에 진드기, 동물의 털, 꽃가루 등이 들어가면 알레르기 비염이 되며, 세균에 감염되거나 기능이 약해져서 오염물질을 처리하지 못 하게 되면 비염이나 축농증이 생겨서 코가 막히거나 콧물이 줄줄 흐르고, 머리의 온도 조절을 하지 못 하므로 항상 머리가 무겁고 아프며, 집중력과 기억력이 떨어지며 스트레스를 받게 된다.

비염이나 축농증(부비강염)은 약이나 음식 또는 수술로 증상은 완화될 수 있으나 완치는 잘 안 된다. 심하면 후각장애를 일으키며 콧소리를 내고, 점액이 많은 콧물을 분비한다.

◆ 치료는 원인에 따라 차이가 있으나 벌침으로 양쪽 영향 혈에 1침씩 침하면 코막힌 증세는 코로 호흡이 자유로워지며 취각기능이 되살아난다. 계속해서 하루 건너 한번씩 각 혈자리에 침하면 완치된다. 얼굴과 코 주위는 발침으로 하고, 나머지 부분은 직침으로 하되 직침하는 곳은 격일제로 하고, 얼굴부분은 혈자리 한 곳에 1마리씩 발침해서 산침하면 잘 치료된다.

3. 이명(耳鳴)

현재까지 이명은 정확한 원인분석 접근 방식이 어렵고, 또한 현대 의학으로는 불치라고 할 정도로 치료율도 높지 않은 질환이다. 이명(耳鳴)은 발병기간이 짧고 원인이 간단하면 곧바로 치료되고 완치가 되지만, 발병기간이 오래 되거나 발병 원인이 복잡한 것은 많은 치료기간을 요하거나 상황에 따라서는 고칠 수 없는 경우도 있다.

초기에 치료하지 않으면 시간이 지날수록 증상이 심해지고 치료기간도 길어짐은 물론 어지러움, 난청, 불면증, 두통, 오심, 구토, 불

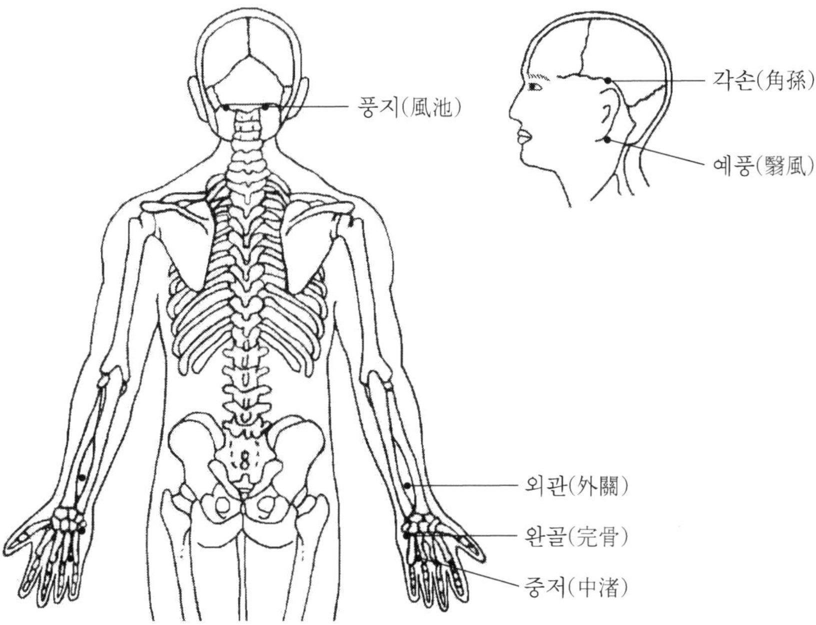

안증, 위장장애, 관절통 등의 합병증이 올 수 있으므로 서둘러 치료에 임해야 한다.

◆ 치료는 각손(角孫), 예풍(翳風)혈부터 발침으로 시작하여 3회 이후부터는 직침으로 침하면 6~7회면 치료된다.

7 안과계통 질환

1. 각종 눈병치료

각종 눈병이나 각막염, 백내장, 충혈 등 염증성에서 오는 것과 안저세 동맥장애에서 오는 것이 대부분이다. 또한 건조해진 공기와 겹치면서 안구건조증을 심화시키는 것 등이 각종 눈병의 원인이 되기도 한다.

2. 결막염

각종 먼지, 공기, 매연 등 미세한 이물질이 안구를 자극해 자극성 결막염과 알레르기성 결막염을 일으킨다.

◆ 벌독은 소염작용과 용혈작용이 강하기 때문에 모든 눈병에 벌침으로 치료가 잘 된다. 치료방법은 눈꺼풀이 끝나는 부위에

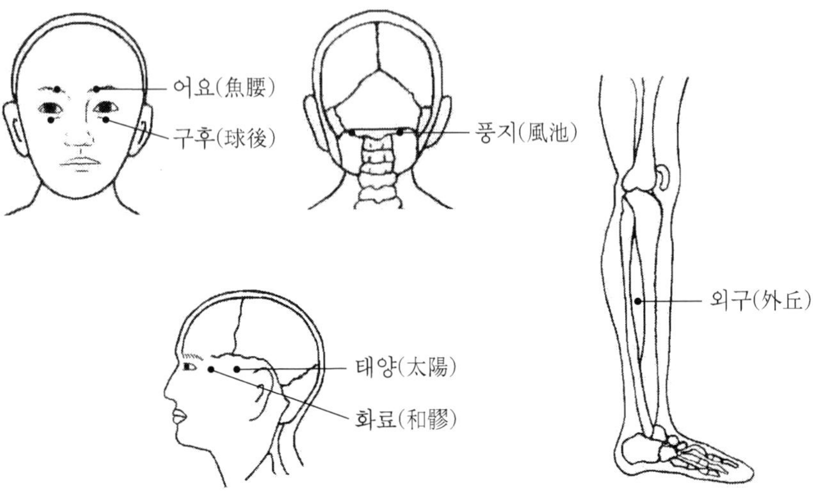

서 5～10 m/m 바깥쪽으로 돌아가며 직침으로 하지 않고 발침해서 눈병치료 혈자리에 골고루 산침하면 치료된다. 얼굴 부분은 발침으로 침하고, 풍지(風池), 외구(外丘)는 직침으로 하고, 결막염도 같은 혈자리에 침하면 된다. 각막염, 노안, 시력감퇴 등에도 유효하다.

8 치아, 구강계통 질환

1. 구내염, 혓바늘

이 병은 입안 점막부분에 자체 서식하는 포진성 세균과 여러 가지 세균에 의한 감염으로 염증이 생기는 병이다. 부분적으로 세포 조직이 파괴되어 혀 부위나 구강내의 특정 부위에 하얀 색으로 변형된

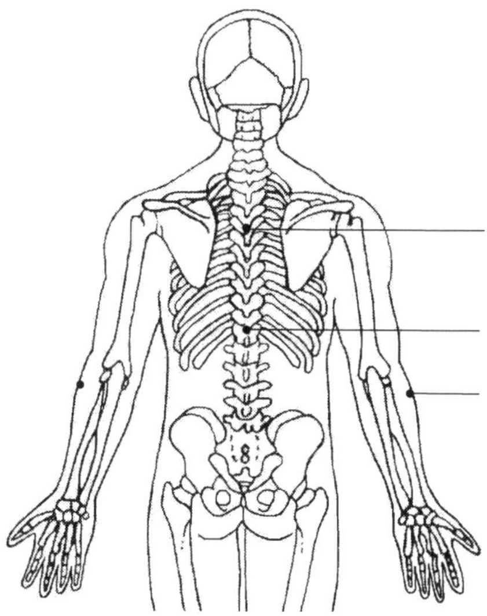

작은 원형의 괴양 및 파손된 세포조직 형태로 나타나는 질환이다.

혀 부위에 2～3 mm 정도 되는 파손된 세포가 생기면 몹시 아프고 따가우며, 음식물을 먹을 때 통증으로 인하여 편안하게 섭취할 수가 없다. 혀, 입안, 내측 점막, 잇몸 등 여러 곳에 작고 흰 점막 파손 등의 형태로 나타나는 괴양이 많은데, 의약품도 신통치 않으며 상당기간의 고통이 따른다. 어느 것이든 통증과 작열감이 있다.

◆ 치료는 흰 괴양이 일어난 부분이나 피부 염증이 생긴 부위에 발침을 해서 중앙에서부터 산침으로 침하면 3～4회면 끝나기도 하는데, 증상이 심할 경우 6～7회 정도 침하면 완치된다. 혀에 생긴 괴양은 직침하면 아플 것 같지만 침 때문에 붓지도 않고 아프지도 않다.

2. 치통

치통은 치아로부터 생기는 통증을 말하는데, 주로 충치로 인한 치수염 또는 치조직, 염증, 치주염, 사랑니 등으로 생기는 통증이다. 치통의 증상은 원인에 따라 다양하게 나타나는데, 시리고 아픈 정도에서 잠을 잘 수 없을 정도로 쑤시고 아프며, 일상생활이 불가능할 정도로 심한 경우도 있다.

대부분의 치통은 충치 때문에 발생한다. 충치는 법랑질과 상아질이라는 치아의 두 표층이 세균에 의해 녹아 구멍이 난 것을 말하며, 보통 충치가 있으면 치아의 색이 검거나 갈색으로 변한다. 치아 내에는 혈관과 신경이 포함된 치수라 불리는 조직이 있다. 충치가 진행되면 치수조직까지 세균에 감염되어 치수염을 일으키게 되며, 치수염에 의해 치통이 유발된다.

치수염으로 인한 치통의 두 번째 주요 원인은 잇몸이다. 치주염은 치아와 잇몸 경계선에 음식물, 타액, 박테리아가 혼합되어 생긴 플라그에 서식하는 박테리아가 분비하는 독소에 의해 생기며, 피가 나고 잇몸 뼈에 손상을 준다. 초기에는 통증이 없으나 더욱 진행되면 잇몸이 부어오르고 아프며, 치아가 흔들린다. 진통효과는 진통제는 길게는 5~6시간 밖에 안 되지만 벌침은 통증이 완전히 사라진다.

벌독 속에 들어 있는 펩티드(peptide) 성분 속의 멜리틴, 아파민 등의 살균력과 소염 진통효과는 신기에 가까울 정도이며, 아픈 잇몸 치근 쪽으로 1침만 침해도 평생토록 재발 없는 치료효과를 볼 수 있다. 구강 내에 발침을 해서 침하는 것은 별 효과가 없다. 이유는 침 속에 들어 있는 각종 독성분을 제거하는(프티알린)이란 원소 때문에 발침된 벌침 독은 침에 씻기고 난 후이므로 피부에 별 효과를 주지 못한다.

◆ 치료는 직침을 하되 벌이 산채로 입 안에 들어가면 꽁무니를 이리저리 휘둘러 정확히 목표하는 곳에 침할 수가 없으므로 벌의 가는 허리를 끊어서 핀셋으로 잡고 정확히 침하면 된다. 아픈 잇몸에 침하면 아플 것 같지만 직침을 해도 별로 아프지도 않고 붓지도 않는다.

9

신경계통 질환

▣ 신경계통

우리 사람들의 몸은 생활 방식과 환경에 적응하는 변화들을 받아들여 여러 각도로 분석하고 다양하게 조절해 가면서 거기에 따라 적절하게 반응하며 수행해 나가는 부분을 신경계통이라 한다.

신경계를 분리하면 중추신경계와 말초신경계로 구분되고 있으며, 중추신경계라 함은 뇌와 척추로 되어 있고, 말초신경계는 근육과 피부 그리고 샘 등의 각종 기관을 중추신경계와 이어주는 연결 부분이다.

신경계통을 이루고 있는 신경조직들은 특수하게 분화된 신경세포와 신경세포를 지지하는 아교세포들로 구성되어 있다. 신경계의 기본적인 신경세포는 흥분성과 전도 전달성이 극히 잘 발달되어 있어 외부에서 오는 자극을 잘 받아들이고, 그 자극을 다른 세포에 전달하는 성질을 가지고 있다.

신경세포는 신경돌기를 통하여 먼 곳으로 정보를 전달할 수 있다. 신경세포는 고도로 분화된 세포이기 때문에 세포분열의 능력도 없으며 중심체도 가지고 있지 않다.

신경세포는 자극을 보통 한 방향으로만 전달하는데, 말초신경의 자극을 중추 쪽으로 전달하는 신경의 자극을 감각신경이라 하고, 이와 반대로 중추신경의 자극을 말초로 전달하게 하는 신경을 운동신경이라 한다. 신경아교세포는 신경계통에만 존재하는 세포 중에서 순수한 신경세포가 아닌 세포들을 통틀어서 하는 말이다.

(1) 뼈계통(뼈의 구조)

물렁뼈는 뼈와 마찬가지로 세포 수에 비하여 질의 양이 훨씬 많으며 다량의 아교섬유들이 바탕질에 많이 분포되어 있다. 물렁뼈가 뼈와 다른 점은 바탕질 자체가 단단한 아교질로 되어 있고, 뼈 같이 강직하지 않고 플라스틱 종류의 셀룰로이드 성분처럼 유연성이 있다. 물렁뼈에는 혈관, 림프관 신경들이 물렁뼈막까지에만 분포되어 있고, 속에는 분포되어 있지 않기 때문에 관(管) 계통도 전혀 형성되어 있지 않다.

물렁뼈 세포는 혈관이 전혀 없어 단순한 조직 확산에 의하여 생활하고 조직의 질 자체가 확산이 잘 되므로 조직 확산이 잘 되고, 관절물렁뼈는 관절 공간의 윤활액으로부터 조직이 확산되어 들어온다.

섬유물렁뼈는 특히 많은 아교섬유질을 가지고 있어 가장 질기고 강하며, 탄력물렁뼈는 유리물렁뼈와 같이 섬세한 아교섬유와 탄력섬유도 대량 함유하고 있어 탄력성이 아주 높다.

물렁뼈의 기능은 연한 조직을 받쳐 주거나 뼈를 연결시켜 주며, 대부분의 물렁뼈는 유리물렁뼈인데, 이것들은 후두덮개 등 유연성이 강하면서 운동성이 활발한 부분 등 일정한 형태를 유지해야 하는 곳에 있으며, 섬유성 물렁뼈는 특별히 힘을 많이 받는 관절 주위

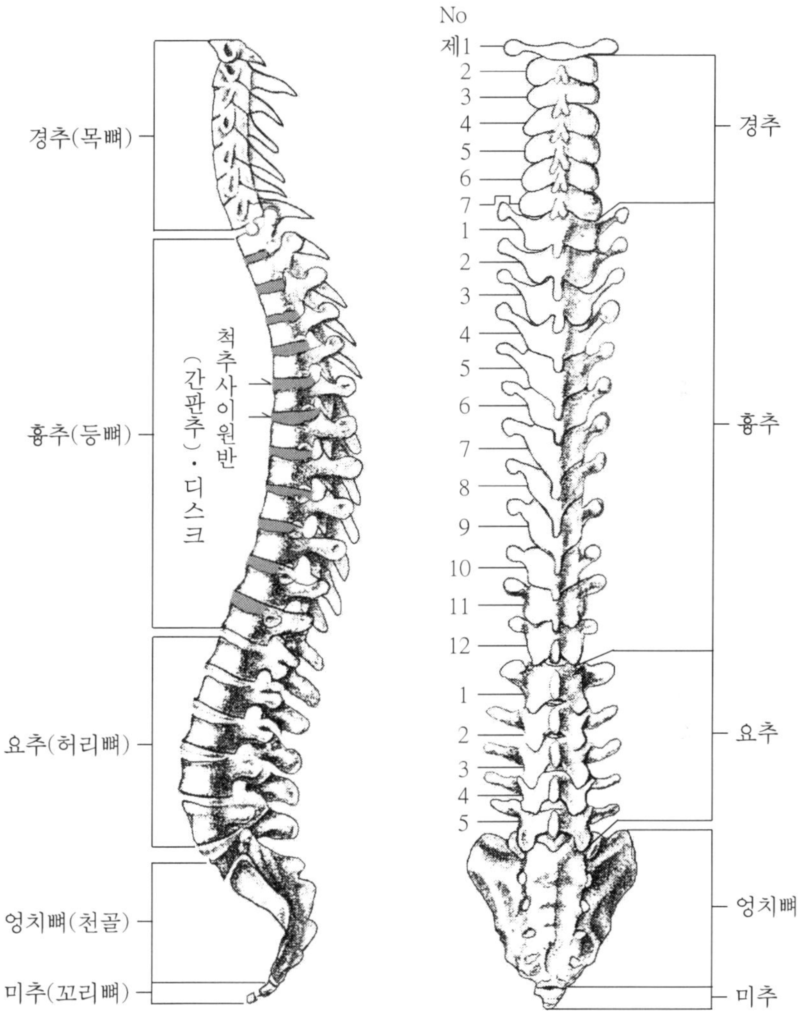

옆에서 본 모양　　　　뒤에서 본 모양

척추

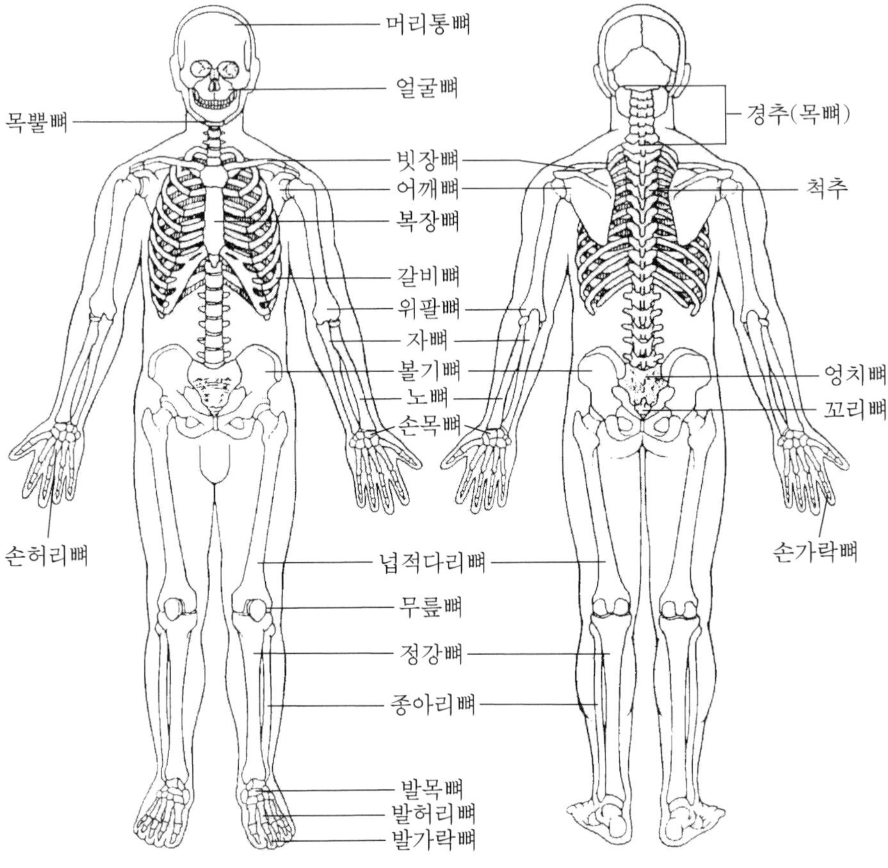

뼈의 위치를 보는 방법

의 인대나 관절 디스크(disc : 원반) 등으로 그리 많지 않다.

척추뼈 사이에서 큰 힘이나 충격을 덜어주는 작용을 하는 척추 디스크 등은 섬유질 물렁뼈로 되어 있으나 모든 관절의 관절면을 덮고 있는 얇은 관절물렁뼈는 투명한 유리물렁뼈로 되어 있다.

인대는 결합조직이 힘줄과 유사하다. 인대는 대부분이 아교섬유로 구성된 백색이며, 탄력성이 크게 필요한 부위에는 다량의 탄력섬유를 함유한 노란색으로 보이는 듯한 황색인대라 부르며, 대표적인 황색인대는 뒤통수 밑에서부터 목척추뼈와 가슴척추뼈 등 목덜미 인대 척추뼈 사이를 연결하고 있는 황색인대이다.

(2) 근육계통

사람들은 누구나 근육 조직이 수축하여 뼈대를 움직여 일어나는 전신적인 운동과 횡경막(가로막)과 가슴우리가 움직이는 호흡운동, 심장의 박동, 혈관 및 인체 림프관의 수축운동, 소화기관의 위의 연동운동, 여러 장기들의 수축운동, 각종 내분비·외분비 계통의 수축 및 활성화 운동 등 매우 다양하다.

근육조직은 여러 장기들의 기능에 맞추어 적합하도록 여러 분야로 세분화되어 있으며, 근육조직을 구성하고 있는 근육세포의 크기나 배열상태 등이 다르게 되어 있다.

(3) 근육의 종류

근육에는 골격근(뼈대근육), 심장에 벽을 형성하고 있는 심근(심장근육), 그리고 내장과 혈관 벽에 형성된 내장근(내장근육) 등으로 이루어진다.

골격근은 운동신경의 지배를 받아 자신의 의지대로 움직일 수 있는 수의근이고, 현미경으로 보면 밝고 어두운 줄무늬가 횡으로 나타나기 때문에 횡문근이라 한다. 그리고 심장근육과 내장근육은 자율신경의 지배를 받아 본인 의지대로 조절할 수 없는 불수의근이므로 심장근육은 가로무늬 근육이지만, 내장근육은 가로무늬가 없으므로 평활근(민무늬)이라 한다.

근육세포는 가늘고 길기 때문에 근육섬유라 부르며, 내장 근육섬유는 대단히 가늘고 작으며 양끝이 날카로운 방추형이고, 중간 부분에 1개의 핵을 가지고 있다.

뼈대 근육섬유는 비교될 수 없을 정도로 크며, 길이는 수 mm에서 수십 cm에 이른다. 핵은 세포막 아래에 위치하고 있으며, mm당 35개 정도로 대단히 많다.

1. 반신불수

이 질환은 중풍이라고 하며, 뇌의 혈관이 파손 또는 각종 결함이나 장애로 인한 뇌출혈과 뇌혈관이 막혀서 오는 뇌경색으로 분리된다. 통상적으로 열흘 정도는 진행이 될 수 있다. 몸의 한쪽이나 양쪽 모두가 일시적 또는 영원히 마비되며, 말을 하거나 음식을 먹기가 힘들어지고 몸이 마음대로 움직여지지 않는다.

이 경우 뇌 조직의 일부가 죽는 뇌경색이 나타난다. 뇌동맥 안쪽 벽에 지방이 축적된 부위에 혈병(찰떡 같은)이 생겨 혈류가 감소한다. 이런 상태가 반복되면 뇌경색이 생기고, 얼굴 한쪽이 일시적으

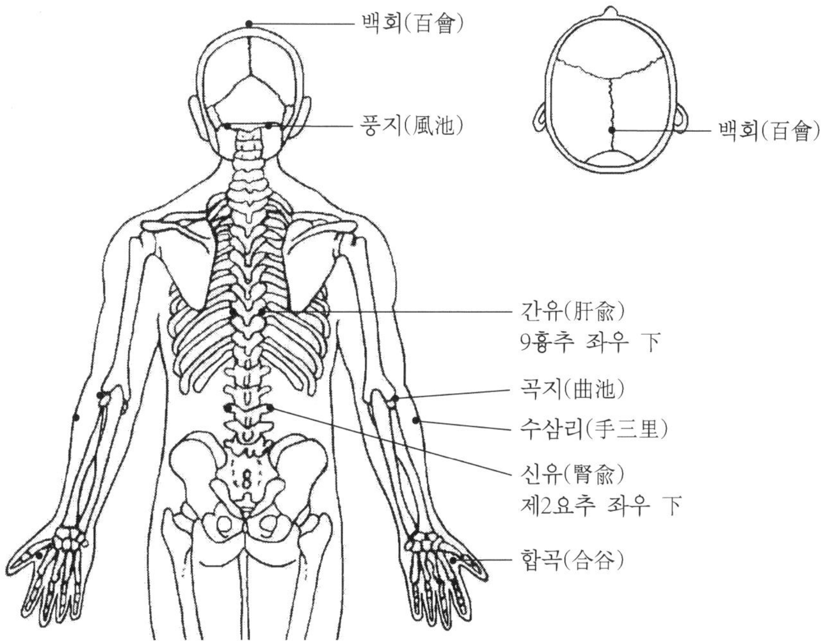

로 마비되거나 한쪽 팔이나 다리가 마비되기도 하며, 몸 한쪽의 감각이 이상해진다. 뇌간이 경색되면 양쪽에 모두 이런 현상이 나타난다.

치료에는 혈액 공급을 늘려 주는 것과 물리치료 및 각종 재활치료가 있으나 큰 도움이 안 된다. 벌독 속의 멜리틴이란 성분이 강력한 용혈작용과 파괴작용을 부활 재생시키는 능력이 탁월하기 때문에 완치시키는 데 별 무리 없이 잘 치료된다.

◆ 치료는 지명한 혈자리에 직침으로 시침하되 주로 감각이 덜한 쪽, 심한 쪽 등을 눌러보면서 계속 침하면 빨리 회복되고 잘 치료된다.

2. 편두통(migraine)

편두통은 비교적 흔한 질환으로 대개 청소년기에 시작되며, 90% 이상이 40세 이전에 발병한다. 여성에게서 더 많고, 약 70%에서 가족력이 있다. 편두통 환자들의 반 정도에서 전구증상이 나타나는데, 머리가 아프지는 않지만 멍한 느낌을 갖거나 신경이 예민해지고 심리적으로 위축되거나 정서적으로 불안해지기도 한다.

간혹 음식에 대해서도 탐식을 한다(달콤한 음식). 하품을 하거나

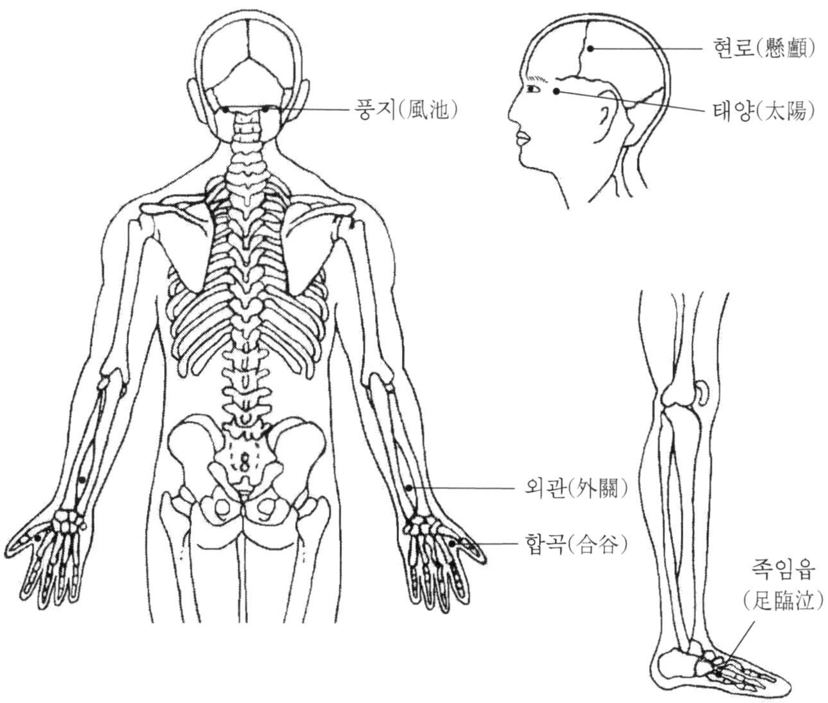

심한 피로를 느끼기도 하고, 욱신거리고 심한 두통이 대개 머리 한쪽에서 발생하나 양측으로 발생하는 경우도 자주 있다. 심할 때는 안구통, 소화불량, 오심(메스꺼움), 구토가 동반되기도 한다.

대부분의 환자는 밝은 빛이나 소음을 잘 견디지 못하고, 몸을 움직일 때마다 두통이 악화되기 때문에 대개 어두운 방에서 조용히 누워있게 되며, 두통이 일단 발생하면 2시간 이상 지속되는데, 치료를 안 하면 72시간까지 지속되기도 한다.

◆ 편두통은 주로 신경장애에서 오는 질환이므로 치료가 잘 되며, 대부분 2~3회 시침으로 가볍게 완치되며, 5~6회 정도 침하면 완치된다.

3. 좌골신경통

좌골신경통은 요추에서 나와 골반을 통과하여 다리의 후면과 측면으로 분포되어 있는 통로 및 그 흐름의 지배하에 있는 조직의 영역에 장애가 일어나는 통증을 말한다. 발병은 좌골신경 자체 감염이

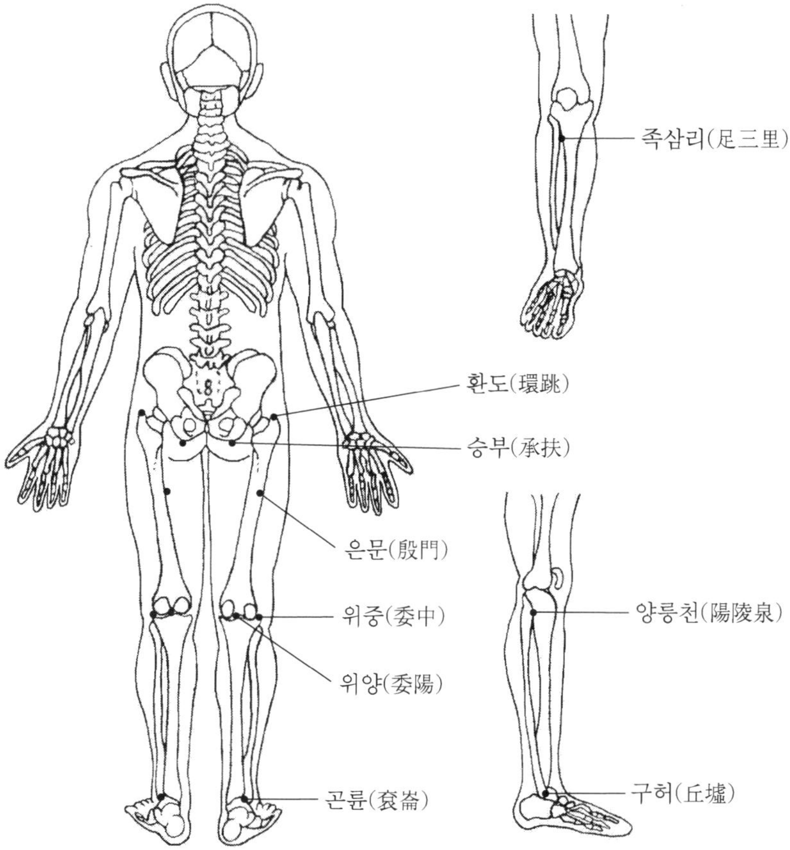

나 한랭한 자극에 의해 신경운동에 영향을 미쳐 나타나며, 하지의 온도가 냉해지고 날씨가 추워지면 통증은 더욱 심해진다.

좌골신경의 통행로에 연접한 부위 또는 조직(척추 사이의 추간판) 등에 추간판 헤르니아 관절염 등의 병변이 좌골신경을 기형적으로 압박하여 나타나는 통증으로 가벼운 요통이나 허리를 삐었을 때 완전히 치료하지 않고 방치하여 만성으로 진전하면 나타나기도 한다. 등, 허리 부분에 외상을 입어 염증 따위가 구심성을 따라 중추신경으로 거꾸로 전입되어 좌골신경을 자극하는 경우가 있으나 흔치는 않다.

◆ 치료는 지명한 혈자리에 시침하되 하루 걸러 한 번씩 격일제로 치료하고, 부위에 따라 심하게 통증이 오거나 조금 덜 아프게 통증이 오는 곳(압통점), 아시혈(눌러서 아픈 곳), 그냥 아픈 곳 등을 추가로 침하되 새롭게 아픈 곳이 나타나거나 위치가 변해도 아픈 곳에 계속 침하면 좋은 효과가 있다.

4. 디스크, 목디스크

디스크나 목디스크는 경추나 흉추 어느 곳이든지 뼈와 뼈 사이에서 완충 역할을 해주는 물렁뼈(디스크)의 일부 또는 척추뼈에서 생긴 골극(노화된 디스크가 납작해진 후 뼈 끝이 가시처럼 돋아난 부분)이 양쪽 어깨나 팔, 손으로 가는 신경을 누르게 되는 질환이다.

경추나 흉추 등 디스크(간판추)에 질환이 오면 일단은 신경운동 장애로 인한 여러 가지 증상이 나타난다. 목뼈(경추)는 심장의 혈액이 뇌로 올라가는 경동맥이 지나는 중요한 교통로이다. 척추의 배열이 변형되고, 주변 근육이 긴장하여 뭉치는 상태가 계속되면 뇌로

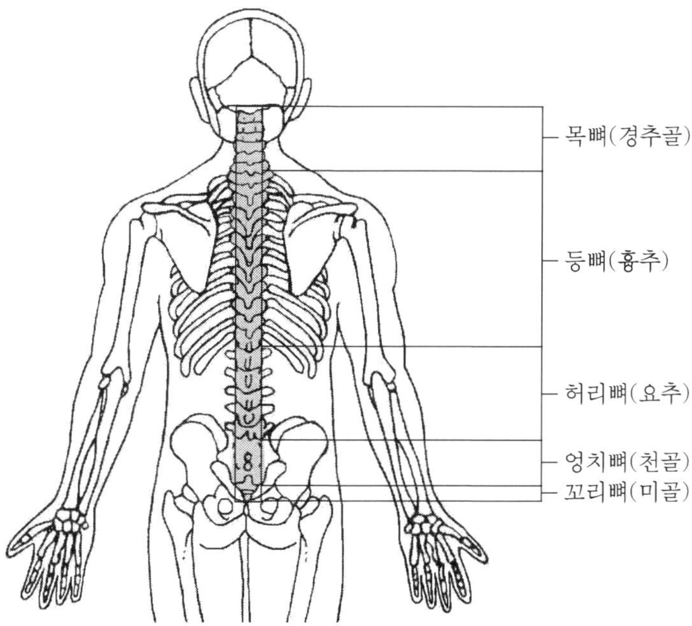

흐르는 혈류순환에 장애가 생길 수 있으며, 이는 중풍과 흡사한 중추신경장애를 유발할 수 있다.

고개를 뒤로 돌리기가 어렵고, 목덜미 통증과 좌우로 돌리면 우두둑 소리가 나고, 심한 경우에는 머리가 무겁고 눈이 침침하여 집중력이 떨어진다. 이미 목뼈가 변성되고, 디스크가 탈출되거나 인대의 변성이 심해져 뒷덜미 통증보다는 어깨와 팔의 통증을 호소하는 경우가 더 많다.

◆ 디스크나 목디스크 치료하는 혈자리는 같으며, 주로 아시혈(아픈 곳)에 중점적으로 치료를 하면 통증이 없어진다. 추간판이 밀려나온 부분을 집중적으로 침하면 파괴된 조직들이 재생되어 완전한 상태로 치유된다. 치료기간을 격일로 해서 30회 정도 침하면 전혀 재발하지 않는 만족할 만한 수준까지 완치된다.

5. 어깨 · 목 결림

흔히 잠을 잘 못자서 어깨나 목을 움직일 수 없을 정도로 통증이 오는 경우가 허다하다. 벼개를 잘못 벤다든지 자세가 나빠서 신경에 지장을 주어 장시간 동안 운동계에 미치는 후유증일 수 있으며, 때로는 목이나 팔을 살짝 움직이는 경우에도 갑자기 시작되는 예도 있다.

이것은 질환이나 병이라고 할 수도 없으며, 잠시 심한 통증으로 불편할 뿐이지만 때로는 며칠씩 통증이 잠복하고 있는 경우도 있다.

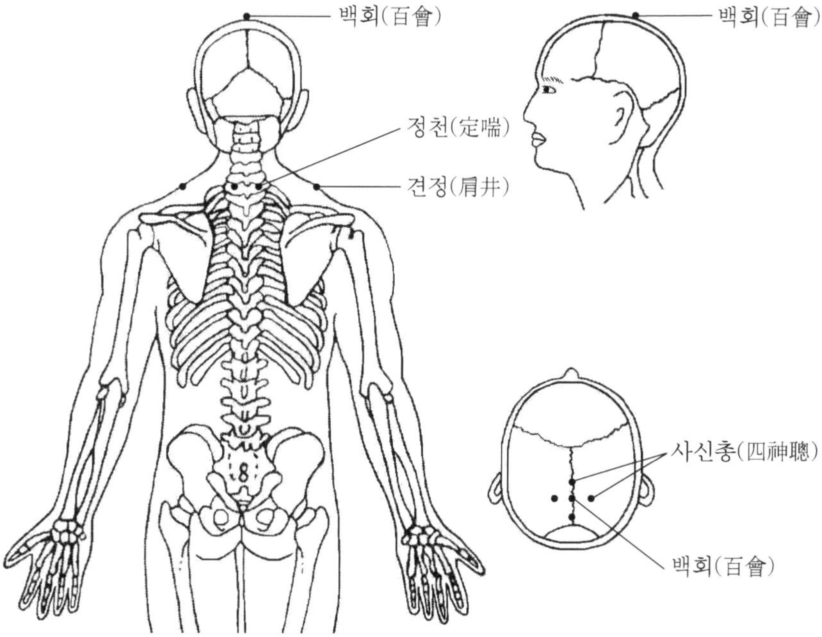

이럴 경우는 주로 신경계에서 오는 통증이므로 벌침으로 침하면 통증 제거는 물론 빨리 완치된다.

◆ 치료는 아픈 자리에 시침하면 잘 치료된다. 아픈 곳이 분명치 않을 때는 지명한 혈자리에 1～2회 침하면 완치된다.

6. 파킨슨병

낯선 이름에 걸맞게 낯선 병이다. 이 병은 행동이 둔해지며 느려지는 운동장애가 나타나는 질환이다. 이 병에서 나타나는 증상들은 뇌의 신경전달 물질의 한 요소인 도파민(dopamine)의 결핍으로 인해 나타난다. 파킨슨병은 적절한 치료를 받지 않을 경우 운동장애가 점점 진행하여 걸음을 걷기가 어렵게 되고, 정신 증상 및 자율신경계 증상도 나타나 일상생활을 전혀 수행할 수 없게 되고, 사망에도 이를 수 있는 무서운 질환이다.

이 병은 1817년 영국 의사인 제임스 파킨슨(James Parkinson)이 처음으로 체계적으로 기술하였고, 병명도 그의 이름을 따라 파킨슨병이라고 부르게 되었다. 초창기에는 효과적인 치료법이 없었지만, 1970년대 이후에 엘도파(L-dopa)라는 약물이 개발되어 뇌 안에 필요한 도파민을 보충하는 치료가 시작되었다. 엘도파 이후에도 새로운 치료약 및 치료법이 많이 개발되어 초기부터 적절한 치료를 받게 되면 거의 정상적으로 살아갈 수 있다.

아직까지는 우리나라에서 파킨슨병 환자들이 올바른 진단을 받지 못하는 경우가 많다. 특히 치매, 뇌졸중, 관절염 등으로 알고 오래 고생하다가 뒤늦게 신경과를 방문하는 환자들이 대부분이다. 병 자체가 사지가 떨리고, 의식도 건망증 같은 증세가 오며, 중풍과 비슷한 증세가 나타나기 때문에 구분하기가 힘들어 오인하는 수가 많다. 손과 다리를 떨며, 잘 걷지도 못 하고 잘 넘어지며, 표정이 굳어지는 것도 이 병의 특징이다.

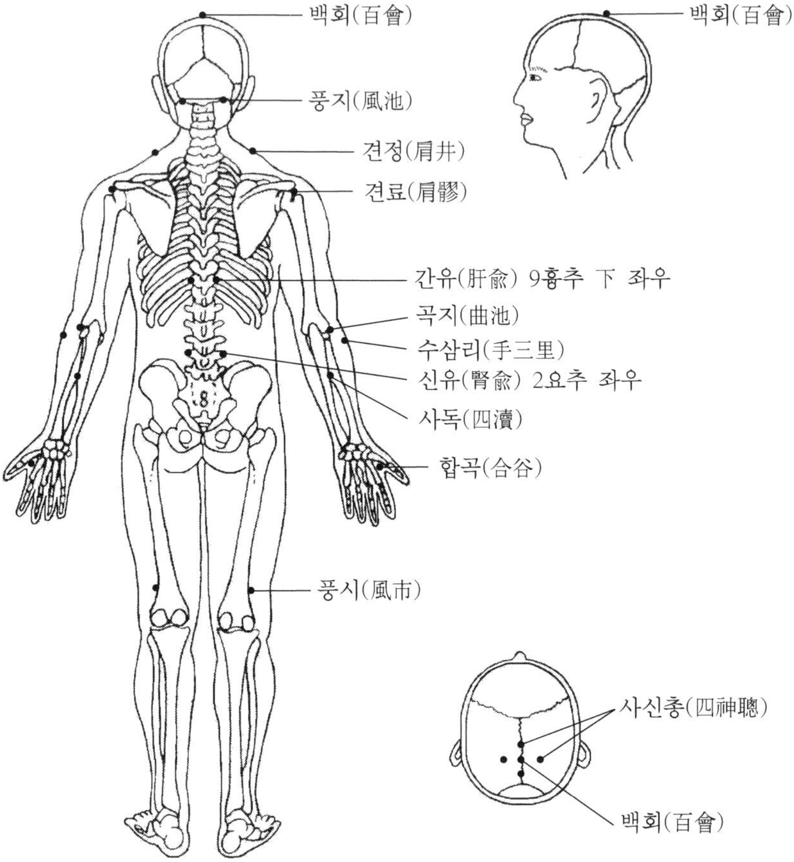

◆ 치료는 머리 속에 공급되어야 할 도파민의 부족으로 오기 때문에 혈액순환 공급을 원활히 해주기 위하여 머리 부위에 15~20회 정도 침하고, 그 다음부터 2일에 한 번씩 심장혈에 침하면 완치된다. 심장혈은 신봉(神封), 전중(膻中), 거궐(巨闕), 신도(神道), 신당(神堂), 궐음유(厥陰兪), 독유(督兪) 등이다.

10 관절계통 질환

▣ 관절염

압구정 관절전문 클리닉
김성윤 내과병원 원장

노년을 위해 건강 조심하라고 하면 "적당히 살다 죽을테다"라고 마음에도 없는 얘기를 한다. 실로 엄청난 착각이다. 100세 시대란 아프다고 자기 마음대로 죽을 수 있는 시대가 아니다. 의학의 발달로 이제 병에 걸려도 죽지 못하고 병든 상태로 살아야 하는 시대에 우리는 살고 있다. 그것이 100세 시대의 특징이다.

따라서 고령화 시대엔 건강도 작전이 필요하다. 60년 또는 70년 살 때와 100년 살 때의 인생계획이 같을 수 없다. 건강을 돌보지 않고 마음 내키는 대로 살아도 어쩌면 60년은 그럭저럭 살 수 있을지 모른다. 장기나 조직이 망가질 때쯤 사망하므로 본인이 치러야 하는 대가도 그리 크지 않다. 그러나 100년은 아니다. 젊었을 때부터 계획을 세우고 알뜰살뜰 아끼고 관리하지 않으면 우리 몸의 여러 부속품은 절대 100년을 버틸 수 없다.

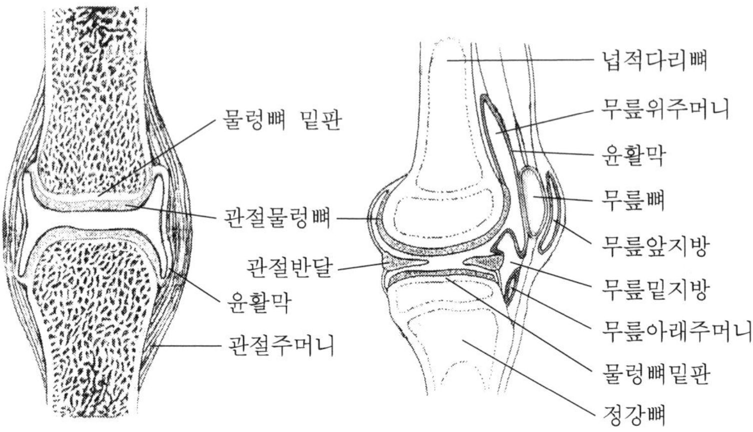

(a) 무릎관절 단면도 (b) 무릎관절의 구조

무릎관절

그런 사람은 그렇게 망가진 몸으로 30~40년을 더 살아야 한다. 타이어가 펑크 났거나, 문짝이 하나 떨어져 나갔거나, 브레이크가 고장 난 자동차로 운전을 해야 하는 상황은 생각만 해도 끔찍하다. 그렇게 되지 않으려면 젊었을 때부터 마치 자동차를 닦고 조이고 기름 치듯 세심하게 건강을 관리하고, 몸을 아껴야 한다.

평균수명의 연장에 따라 가장 문제가 되는 것 중 하나가 관절이다. 관절을 많이 사용하거나 부적절하게 사용하면 뼈와 뼈를 연결하는 연골이 닳거나 관절을 이루고 있는 조직에 문제가 생기는데, 이것이 관절염이다. 60~70년만 산다면 50~60대에 관절염이 와도 10년쯤은 참고 버틸 수 있을지 모른다.

그러나 지금은 100세까지 살아야 하는 시대다. 어떻게 30~40년을 앉거나 누워서 지낼 수 있을까? 다행스럽게도 최근 인공관절 수술이 도입되어 망가진 관절을 갈아끼울 수 있다지만 노년에 뼈를 갈아끼우는 큰 수술을 받는다는 게 예삿일이 아니다. 어떻게든 관절을 아끼고 잘 관리해서 제 관절로 제 수명을 살 수 있도록 노력해야 한다.

사람의 몸은 200개가 넘는 뼈로 구성되어 있는데, 뼈의 크기와 상관없이 뼈와 뼈가 이어지는 곳엔 어디나 관절이 존재한다. 엉덩이, 무릎, 발, 어깨, 팔꿈치, 손, 목, 척추 등에 관절이 있으며, 심지어 두개골이나 갈비뼈에도 관절이 있다.

관절의 도움으로 사람은 아주 부드러운 곡선을 그리며 움직일 수 있다. 만약 관절이 손상되거나 제 역할을 못한다면 사람의 동작은 영화 속의 로봇처럼 각이 지고 부자연스러울 것이다.

관절은 또 뼈와 뼈 사이 완충역할을 함으로써 뼈가 마모되거나 손상되지 않도록 도와준다. 먼저 관절의 구조를 살펴보자. 뼈와 뼈가 맞닿는 곳, 즉 뼈의 제일 끝부분은 충격을 최소화하기 위해 매끄러운 연골, 즉 물렁뼈로 덮여 있다. 70~80%가 물인 연골은 충격을 흡수할 뿐 아니라, 뼈와 뼈가 서로 맞닿아 마찰을 일으키지 않고 부드럽게 움직일 수 있게 해 준다. 뼈에 질기고 단단한 인대가 붙어 있어 서로 떨어진 뼈와 뼈를 연결시켜 준다.

만약 인대가 손상을 입으면 뼈와 뼈의 고정력이 약해져 뼈가 흔들리게 된다. 관절낭은 뼈와 인대를 둘러싸고 있는 아주 질긴 주머니다. 관절낭 안에는 마치 자동차의 윤활유처럼 아주 미끈거리는 관절액(활액)이 가득 차 있는데, 관절액은 관절낭 속 활막이란 조직에서 생산된다.

한편, 관절낭 밖은 근육이 감싸고 있는데 근육은 관절 주변의 충격을 흡수하고, 관절을 움직일 수 있도록 힘을 제공한다. 근육 끝에는 힘줄이 붙어 있어 근육과 관절을 단단히 고정하는 역할을 한다.

관절낭과 근육 사이에는 점액낭이란 작은 주머니가 있는데, 여기서도 일종의 윤활유가 분비되어 관절과 근육의 마찰을 방지하는 역할을 한다. 단순한 것 같지만 관절 하나가 움직이기 위해서는 이처럼 많은 조직이 서로 힘을 합하고 있다.

관절염에는 퇴행성 관절염과 류마티스 관절염, 통풍성 관절염, 화농성 관절염 등이 있다. 염증이란 생체조직이 외상, 화상, 세균침입 등으로 인한 손상을 입었을 때 체내에서 일어나는 방어적 반응으로, 충혈, 부종, 발열, 통증 등의 증상이 나타난다.

관절염의 경우 관절이 뻣뻣해지는 증상이 추가된다. 흔히 염증이라면 고름을 먼저 떠올리지만, 고름이 있는 관절염은 화농성 관절염뿐이며, 나머지 관절염은 고름없이 염증현상만 나타난다.

하나하나 차근차근 살펴보자. 먼저 퇴행성 관절염은 글자 그대로 노화 때문에 생기는 관절염이다. 차를 오래 타면 타이어가 마모되는 것처럼 관절을 많이 사용하면 연골이 마모되어 관절염이 유발된다. 물론 젊었을 때도 마라톤과 같은 과격한 운동을 하면 연골이 마모되지만, 이때는 웬만큼 닳아도 금방 재생되므로 그다지 문제가 되지 않는다.

그러나 나이가 들면 닳기만 하고 재생은 안 되어 연골이 일정한 두께를 유지하지 못하고 얇아지게 된다. 일반적으로 40세 이후 관절연골의 마모가 시작되며, 70세쯤 되면 대부분 퇴행성 관절염 증상이 나타난다. 이들의 무릎 등을 엑스선 촬영하면 연골이 심하게 마모되어 있고, 뼈 끝이 매끈하지 않고 우툴두툴하게 뼈가 생겨 있는 게 특징이다.

퇴행성 관절염의 두 번째 원인은 관절의 과도한 사용이다. 아무리 새 타이어라 해도 매일 서울·부산을 왕복한다면 빨리 닳을 수밖에 없다. 또 아스팔트가 아닌 비포장도로를 매일 주행하는 자동차처럼 관절에 무리한 충격을 주는 경우에도 연골이 마모되어 퇴행성 관절염이 유발된다.

셋째는 부상이다. 관절은 다른 인체조직과 달리 형상기억장치가 없는 부위다. 대부분의 인체조직이 손상을 당하면 원래대로 재생되지만, 관절을 다치면 원상태로 매끈하게 회복되지 않고 관절면이 우둘투둘해지기 때문에 관절염이 유발된다.

넷째는 비만이다. 운전자 한 사람만 탄 차와 사람과 짐을 가득 실은 차의 타이어 마모상태가 같을 수가 없다. 당연히 사람과 짐을 많이 실은 차가 타이어도 많이 마모된다. 마찬가지 원리로 살이 많이 찐 사람은 관절이 받는 충격도 그만큼 크므로 관절이 빨리 망가지게 된다.

다섯째는 성별이다. 똑같이 나이를 먹는데도 남자보다 여자에게 퇴행성 관절염이 3~4배 많이 발병한다. 정확히 밝혀져 있지는 않지만 여성호르몬 에스트로겐 때문인 것으로 추측되고 있다. 여자들은 관절이 남자보다 작은 데다 관절에 부담이 되게 쪼그려 앉아 가사 노동을 많이 하는 것도 원인 중 하나로 추정된다.

여섯째는 유전적 성향이다. 나이, 체중, 부상 경험 등 다른 조건이 똑같은 데도 어떤 사람은 퇴행성 관절염에 걸리고 어떤 사람은 걸리지 않는 이유는 유전적 성향이 작용하기 때문이다.

따라서 퇴행성 관절염을 예방하려면 무엇보다 관절에 무리를 주는 과격한 운동을 삼가하고 관절에 부상을 입지 않도록 각별히 신경을 써야 한다. 특히 스키, 스노우보드, 인라인, 스케이트, 농구, 등산, 마라톤 등은 관절을 다치기 쉬운 운동이므로 이 운동을 할 때는 준비운동을 철저히 해서 관절을 풀어주고 관절 보호대를 착용하는 등 각별히 주의해야 한다.

현미경으로 사람의 관절을 들여다보면 50대 이상은 누구나 무릎

연골에 조금씩 금이 가 있다. 따라서 이 연령대의 사람들은 관절에 과도한 충격을 주는 운동을 삼가 해야 한다. 주위를 둘러보면 정신력을 앞세워 악으로 깡으로 운동이나 취미활동을 하는 사람이 많다. 동남아나 중국 등지로 골프투어를 가서 2～3일간 하루에 36홀, 심지어 54홀씩 라운딩을 하는 사람이 있는가 하면 지리산이나 설악산 등을 무박(無泊) 산행한다고 깜깜한 반중에 산길을 걷는 사람도 많다.

무엇이든 지나치면 화가 되는 법이다. 이런 행동들은 관절에 손상을 줄 수 있으므로 40대 이상의 중년인은 절대 삼가 해야 한다. 젊었을 때 생각만 하고 "내가 이래 봬도" 하며 힘 자랑을 하려 드는 사람이 많은데 현명한 사람은 나이가 들었다는 사실을 인정하고 그에 걸맞게 행동과 사고를 절제할 줄 알아야 한다.

관절을 적절하게 움직여서 관절을 구성하는 인대와 근육과 힘줄 등을 단련시키는 것도 관절을 오랫동안 사용할 수 있는 키포인트 중 하나다.

연골이 닳아 퇴행성 관절염이 생긴다고 설명하면 "그렇다면 걷지도 뛰지도 말고 앉아만 있을까요" 하고 묻는 사람이 많다. 그러나 자동차를 아낀다고 너무 오랫동안 세워 두면 부품에 녹이 슬어 망가지는 것처럼 관절도 사용하지 않으면 뻣뻣하게 굳어 문제를 일으킨다.

오십견이 대표적인 경우다. 또 적당히 움직여서 자극을 줘야 관절의 혈액순환이 활발해져 연골이 튼튼하게 유지된다. 따라서 관절은 향상 제 운동범위만큼 충분히 움직여 굳어지지 않게 해야 하는데, 이를 위한 최선의 방법이 맨손 체조다. 특히 아침에 일어나면 온몸의 관절이 굳어 있으므로 맨손 체조로 온몸의 관절을 충분히 풀어준 뒤 일상생활을 시작하는 게 중요하다.

매일 아침 걷기나 달리기를 하는 사람들도 맨손 체조는 운동하는 기분도 나지 않고 지루하기 때문에 건너뛰는 경우가 많다. 그러나 온몸의 관절과 근육을 풀어주는 맨손 체조야 말로 그 어느 운동보다 효과적이고 필수적인 운동이란 사실을 명심해야 한다.

퇴행성 관절염을 예방하려면 그 외에도 항상 표준 체중을 유지해서 관절에 가해지는 하중을 줄여야 하며, 쪼그려 앉거나 엎드려 걸레질하는 것처럼 관절에 부담을 주는 나쁜 자세를 고쳐야 한다. 차렷자세처럼 고정된 자세를 오랫동안 취하고 있는 것은 관절에 부담이 되므로 자주 자세를 바꿔주는 게 좋다. 또 관절은 추울 때 손상을 더 쉽게 받으므로 몸을 항상 따뜻하게 유지하는 것도 관절을 아끼는 방법 중 하나다.

퇴행성 관절염은 완치되는 병이 아니다. 증상을 방치하거나 잘못 치료하면 관절이 기형적으로 뒤틀리게 된다. 무릎 관절이 뒤틀려 다리가 ㅇ자형으로 굽은 할머니들을 흔히 보게 되는데 퇴행성 관절염이 심해지면 이렇게 된다.

이때는 보행에 심각한 문제가 생기므로 인공관절 수술을 받아야만 한다. 그러나 이것이 모든 퇴행성 관절염 환자의 결론은 아니다. 적절한 운동, 물리치료, 약물치료를 통해 증상 조절이 가능하며, 인공관절수술을 받지 않고도 얼마든지 정상생활을 할 수 있다.

우선 관절염이 시작되면 환자는 움직여야 한다. 아프다고 움직이지 않으면 관절이 더 굳어지므로 가벼운 통증은 참고 무리가 가지 않는 범위에서 운동을 해야 한다. 맨손 체조나 걷기, 수영, 자전거 타기 등이 좋다 그러나 운동 뒤 관절이 아프거나 붓는다면 운동이 지나친 경우이므로 운동량을 줄여야 한다. 또 관절염 증상이 급성으로 나타날 때 운동하면 증상이 악화되므로 이때는 가급적 움직이지 않고 관절을 쉬게 해야 한다. 급성기 관절염에는 냉찜질로, 만성기에는 온찜질로 관절을 보호하는 게 좋으며, 파스를 적절하게 사용하는 것도 도움이 된다.

너무나 당연한 얘기지만 치료가 시작되면 의사를 믿고 약물치료를 받고, 필요하다면 관절주사도 맞아야 한다. 관절염에 사용되는 약물은 아스피린, 스테로이드, 비스테로이드성 진통소염제, 콕스2억제제 등 다양하다. 또 가장 많이 쓰이는 비스테로이드성 진통소염제의 경우도 인도메타신, 펠덴, 썰감, 낙센, 볼타렌 등 종류가 무수히 많다. 이 약들은 환자에 따라 효과가 달리 나타나므로 의사와 상의해서 자신에게 가장 적합한 약을 선택해야 한다.

관절염 약은 속을 버린다는 얘기를 자꾸 퍼트려선 안 된다. 최근 개발된 콕스2억제제의 경우 위장장애가 거의 없으므로 의사가 처방한 기간 동안 처방한 용량을 정확하게 복용해야 한다. 뼈 주사는 부작용이 심하니 가급적 안 맞는 게 좋다고 말하는 사람도 경계해야 한다. 뼈 주사란 스테로이드 성분을 뼈가 아닌 관절 내부에 주입하는 치료로 최악의 경우 뼈가 죽어 버릴 수 있다. 그러나 이것만큼 관절의 통증과 부종을 효과적으로 치료하는 방법도 없다.

따라서 신중할 필요는 있지만 의사의 처방을 불신하고 거부해선 안 된다. 효과와 부작용의 함수간계를 가장 잘 풀어 낼 수 있는 사람은 다름 아닌 의사다.

글루코사민이나 콘드로이틴 등 관절 영양제를 복용하는 것도 어느 정도 도움이 된다. 천연아미노당인 글루코사민은 연골, 손톱, 피부, 머리카락의 구성 성분이다. 연골을 튼튼하게 하는 효과가 있어 세계보건기구도 관절염에 도움이 되는 성분으로 규정하고 있다.

글루코사민은 비타민 C나 망간과 함께 복용하면 더 흡수가 잘 되므로 이 성분이 첨가된 것을 복용하는 게 좋다. 상어, 가오리, 고래, 오징어, 해삼 등에 많은 콘드로이틴 성분은 연골에 영양을 공급해서 연골이 탄력을 갖게 하는 효과가 있다고 알려져 있다. 또 연골을 파괴시키는 효소를 억제하고 염증도 가라앉히는 효과가 있다.

그러나 글루코사민이나 콘드로이틴은 출혈, 인슐린작용 억제 등의 부작용이 있으므로 복용시에는 의사와 상의하는 게 좋다. 관절액의 일종인 하이알루닌산을 관절 내부에 주사하는 것도 어느 정도 관절을 재생하는 효가가 있으며, 관절의 부종과 통증을 해소하는 데 도움이 된다고 알려져 있다. 아보카도, 스쿠알렌 등이 퇴행성 관절염에 효과적이라는 주장이 있지만 아직 임상적으로 충분히 밝혀지지는 않았다. 지네나 고양이 박쥐 등을 삶아먹는 것은 아무런 도움이 되지 않는다.

한편, 물리치료나 약물치료로 증상이 호전되지 않는 경우라도 관절경을 이용해 관절면이나 활액막에 웃자란 군더더기를 제거해 주거나(골극제거술) 관절 속 노폐물이나 찌꺼기를 제거하면(관절세척술) 효과적으로 관절염의 진행을 억제할 수 있다. 따라서 퇴행성 관절염 환자는 의사의 지시에 따라 약물치료나 물리치료를 받아야 하며, 필요하다면 관절경 수술도 받아야 한다.

류마티스 관절염은 세균이나 바이러스를 공격해야 할 우리 몸의 면역체계가 엉뚱하게 아군(我軍)인 우리 몸을 공격해 생기는 병이다. 즉, 혈액 속 백혈구 세포가 관절과 관절 주위의 근육, 인대, 뼈 등을 공격해 염증을 일으키게 되는 것이다.

류마티스 관절염의 초기 증세는 주로 손마디가 뻣뻣해지는 게 특징인데 아침에 자고 일어났을 때 심하며, 관절을 많이 움직이면 뻣뻣한 증세가 풀리게 된다. 처음엔 손마디만 뻣뻣하고 붓지만 조금 지나면 팔꿈치, 어깨, 무릎, 발목에 염증이 침범하며, 적절히 치료하지 않으면 관절연골이나 주위 조직이 손상되어 관절마디가 휘어지거나 굳어지게 된다. 만화영화에 등장하는 마귀할멈의 굳고 휘어진

손가락이 바로 류마티스 관절염 환자의 손이다.

퇴행성 관절염이 40대나 50대 이후에 주로 나타나는데 비해 류마티스 관절염은 30세 전후 비교적 젊은 여성에게 많이 나타나며, 퇴행성 관절염이 몸의 한쪽 관절에서 시작되는데 비해 류마티스 관절염은 대칭되는 몸의 양쪽 관절에서 동시에 나타나는 경우가 많다. 또 류마티스 관절염은 손가락, 발가락, 어깨 등 온 몸 관절에 대부분 영향을 미치며, 붉은 반점이나 열, 체중 감소, 피로감 등의 신체 증상이 동반되는 게 특징이다.

따라서 아침에 일어났을 때 몸 곳곳의 관절이 뻣뻣해지면서 1시간 이상 아프고, 손이나 발가락 마디가 붓고 아픈 증세가 6주 이상 지속되며, 피로감, 미열, 체중 감소 등의 증세가 있으면 빨리 류마티스 검사를 받아보는 게 좋다.

류마티스 관절염 역시 치료가 쉽지 않다. 퇴행성 관절염에서처럼 아스피린, 비스테로이드성 진통소염제, 스케로이드, 콕스2억제제 등의 약을 쓰는데 이를 제1열 치료제라 한다. 제1열 치료제가 듣지 않는 경우에는 제2열 치료제라 불리는 항암제, 말라리아약 금(gold) 등을 쓴다.

제2열 치료제는 부작용이나 합병증이 매우 심하므로 반드시 의사의 지도하에 복용해야 한다. 물론 퇴행성 관절염에서처럼 물리치료 운동요법 등도 병행해야 한다.

한편, 류마티스 관절염의 경우에도 약물치료가 듣지 않는다면 관절경수술을 시행하며, 그래도 안 되는 경우엔 인공관절 수술을 받게 된다. 그러나 인공관절 수술의 효과는 퇴행성 관절염 환자에게 보다 약간 낮은 것으로 일반적으로 알려져 있다.

한편, 통풍성 관절염이란 음식물 속에 포함된 퓨린이란 물질의 대사 장애로 혈중 요산치가 높아지고, 이 요산이 결정을 형성해 관절과 그 주위 조직에 달라붙어 염증이 생기는 병이다. 주로 발가락에 가장 많이 생기지만 손가락, 손목, 팔꿈치, 발목, 무릎 등에 생기기도 한다.

따라서 요산 수치가 높은 사람은 육류와 육류 내장(간·뇌 등), 멸치, 청어, 고등어, 시금치, 아스파라거스, 알콜 등을 삼가 하는 식이요법을 시행해야 한다. 체중을 줄이는 것도 도움이 된다. 화농성 관절염이란 수술이나 부상 등 피부의 상처를 통해 세균이 관절 안으로 침투하고 증식해서 관절조직을 파괴하는 병이다. 이때는 염증이 심해 고름이 생기게 된다.

주로 어린이에게 많이 발생하며, 부상 등 사고 후유증으로 생기는 경우도 많다. 무릎 관절에 가장 많이 나타나며, 엉덩이 관절, 어깨 관절에 나타나는 경우도 비교적 흔하다.

화농성 관절염을 적절하게 치료하지 못하면 관절은 물론 뼈까지 완전히 망가지므로 이 병으로 진단되면 응급수술로 고름을 빼 내고 항생제 치료를 해야 한다.

결핵성 관절염이란 결핵균이 관절에 침범해 염증을 일으키는 것으로 다른 관절염과 달리 증상이 매우 서서히 진행되므로 퇴행성 관절염으로 오진하는 경우가 많다. 이때는 결핵약으로 치료한다.

관절염만큼 말도 많고 탈도 많은 병도 없다. 앞서 언급했듯 관절염은 완치가 매우 어렵다. 의사들의 처방도 일시적인 진통효과 뿐이라 환자들의 마음은 더욱 조급해진다. 그 틈을 타서 근거도 없는 각종 민간요법들이 특효약으로 둔갑해 환자들을 유혹하고 있다.

지금은 다소 줄었지만 십수년 전만 해도 관절염 환자는 십중팔구 고양이나 지네, 박쥐를 고아 먹었다. 관절이 좋을 것 같은 동물을 먹으면 관절염이 낫는다는 동종 요법적 믿음 때문이다. 또 한때는 자기 오줌을 먹는 것과 포도를 줄기차게 먹는 방법이 유행했으며,

그 뒤에도 홍화씨, 오가피, 식물 뿌리, 구리팔찌, 좌석요, 뜸 등이 관절염 특효약으로 변신해 가난한 환자들의 돈을 긁어갔다.

민간요법이 횡행하는 이유는 환자들이 의사보다 주변 사람의 말에 더 귀를 기울이기 때문이다. 낫기 힘들다는 의사보다 누구누구가 이러저러한 방법으로 나았더라는 주변 사람을 더 믿고 싶어하는 게 인지상정인지도 모른다. 주위 사람의 처방이 의사 처방보다 더 권위를 인정받는 일이 허다하다. 그러나 인공관절 수술을 받는 사람은 대부분이 주위 사람들의 말을 사실로 받아들인 결과로 관절이 완전히 망가져 어떻게 손써 볼 여지도 없는 상태로 병원을 찾는 사람이 바로 그런 사람들이다.

특히 주의해야 할 것은 스테로이드 성분이 들어간 정체 불명의 특효약이다. 스테로이드 성분은 관절염 증상을 일시에 없애주는 마법과 같은 약이다. 특효약을 파는 사람은 환자의 입에서 입을 통해 용하다고 소문이 나고, 그래서 그 사람 앞엔 관절염 환자들로 문전성시를 이룬다.

그러나 이 성분을 부적절하게 섭취하면 백내장, 골다공증, 고혈압, 당뇨, 비만, 피부 얇아짐, 출혈 등과 같은 심각한 부작용이 초래된다. 약효가 뛰어난데도 의사들이 매우 조심스럽게 스테로이드를 처방하는 이유는 이같은 부작용 때문이다. 환자들 중 상당수는 관절염 약은 독해 속을 버리고 한번 먹으면 인이 박혀 평생 먹어야 하며, 따라서 가급적 오래 버티다 늦게 약 복용을 시작해야 한다고 믿고 있다.

모두 다 환자를 골병들게 하는 잘못된 상식들이다. 물론 과거 관절염 약은 부작용 때문에 소화장애도 있었지만 지금은 부작용 없고 효과적인 약들이 무수히 개발되어 있다. 그럼에도 불구하고 수십년 전 입소문이 아직도 살아 꿈틀거리며 관절염 환자를 호도하고 있는

게 우리의 현실이다.

너무나 상식적인 얘기지만 관절염 치료는 주위 사람의 감언이설이 아니라 병원에 가서 의사와 상담해야 한다. 관절염 치료의 첫 걸음은 ~카더라는 소리에 귀를 막고 의사를 바라보는 데서부터 시작되어야 하는지도 모른다.

▣ 제3의 의료요법 및 대체의학

서양이나 서구 유럽에서는 의료계나 의사들이 진통이 심한 질병과 관절염 환자들에게 투여하는 스테로이드 성분이 많이 함유된 약품은 정부로부터 강력한 규제를 받으며 시행해야 하고, 투여량, 투여 횟수, 날자 등을 거의 절대적으로 기록 보관함은 물론 보고서 작성 등을 통해서 전달해야 하고, 환자를 보호하는 데 있어 제일 엄격한 규정을 적용하기도 한다.

그 이유는 진통이 심한 환자들의 통증을 없애주는 데 탁월한 효과를 발휘하는 '스테로이드성' 성분이 다량 함유된 진통제나 소염제를 많이 사용하면 우선 지독하게 아파서 견딜 수 없던 부분들이 신기할 정도로 통증이 사라지고, 통증이 없으니 병 질환이 괘나 회복되어 진행되는 결과로 착각 또는 오인되어 상당히 즐거운 기분과 컨디션으로 변환된다.

이러한 이유 때문에 나중에 오는 후유증과 합병증 등은 관심 밖에 있게 된다. 피부가 망가지든 골다공증이 오든지 말든지 시력의 나쁜 결과와 고혈압, 당뇨, 출혈 등으로 연계되는 나쁜 질병들의 연관은 관심 밖으로 제쳐두게 되며, 1～2년 혹은 5～6년 조금 멀리 느껴지는 듯한 10년 후쯤은 전혀 관심이 없게 된다.

외국 영화에 등장하는 등골이 오싹한 마귀할멈 영화를 보면 얼굴은 주름이 가득하고 눈은 해골에 가까울 정도로 움푹 꺼졌고, 코는 피부가 다 망가져서 뼈만 뾰족이 튀어나왔고, 손은 꽤나 길기만 한데 뾰족한 손톱에 마디마디 뼈만 앙상하고 징그럽게 보이는 이 모습이 스테로이드성 약을 장기 복용하면 100% 오는 관절염 환자의 참모습이다. 스테로이드성 성분이 전혀 없는 약품으로 어떻게 무슨 재주로 관절염 환자의 아픈 통증을 잠시라도 진정시킬 수 있는 방법이 있겠는가?

봉독요법인 벌침, 즉 벌이 쏜 독(毒) 속에는 멜리틴(melitten)이란 성분이 있는데, 이것은 벌이 한 번 발사한 독소의 양(量) 중에 50% 이상을 차지하는 성분이다. 이 멜리틴 성분을 분석하고 연구하는 데 독일, 그리스, 스위스, 소련, 영국, 미국 등에서 엄청난 액수의 돈을 쏟아 붙고 있다.

미국이나 유럽 등 선진국에서 의학을 전공한 유학파 의사들이 하는 말은 거의 다 똑같다. 벌침으로 고칠 수 있다. 치료된다. 부작용이 없다. 인체에 전혀 해가 없이 잘 치료된다. 유학파 의사, 박사님들의 똑같은 답변들이다.

그동안 관절염으로 고생한 필자 자신도 몇 달 전에 관절염 전문 최고 명의가 운영하는 병원에서 검사를 받았는데, 염증성 세균 및 병원성 관절염균이 하나도 없이 100% 깨끗하니 약을 안 먹어도 된다고 하니 이 얼마나 반가운 말인가? 심한 관절염이 벌침요법으로 100% 완치된 것이다.

스테로이드성 성분이 함유된 약품들은 관절염의 통증을 억제하는 효과 외에는 치료에는 전혀 도움이 안 되며, 신진대사의 활동 및 생체 구조를 파괴하는 데 역할을 하는 절대로 먹어서는 안 되는 약품이다.

벌침요법으로는 생체 리듬에 어떠한 해도 없으며 적혈구, 백혈구 등을 충분히 채워지도록 활성화시키는 데 큰 역할을 하며, 여러 가지 병든 세포나 노후된 신경세포들을 부활시켜 주는 데 큰 역할을 하는 것이 벌독 속에 들어 있는 멜리틴(melittin) 성분인 것이다.

1. 퇴행성 관절염

퇴행성과 류마티스 관절염은 진단법이나 치료법이 매우 유사하다. 퇴행성 관절염은 50대부터 나타나는 질환으로 너무 지나치게 운동을 많이 했거나 윤활액(synorialflud)이 부족하여 모세혈관을 통한 영양공급이 잘 안된 관계로 관절막에 염증이 생기는 질환이며, 류마티스 관절염은 힘줄과 인대를 포함한 골격계에 생긴 염증을 말한다.

관절은 윤활액이 들어있는 가동관절과 윤활액이 없이 기능하는 부동관절의 2가지 유형으로 나눌 수 있다. 관절에 생기는 질환은 모두 관절염이라고 하는데, 관절막에 생긴 염증을 활막염(synovitis)이라고 한다. 척추염은 척추에 생긴 염증을 말하며, 류마티즘은 힘줄과 인대를 포함한 골격계에 생긴 염증을 말한다.

2. 류마티스 관절염

감염성 관절염은 관절이 감염되었을 때를 말하는 데 이와 증상은 비슷하지만 원인을 알 수 없는 것이 류마티스 관절염이다. 이 질환은 보통 무릎이나 손목, 팔꿈치 등 쌍을 이루는 관절에 발생하며, 이 질환이 있는 사람의 약 1/3 가량은 심한 후유증을 앓는다.

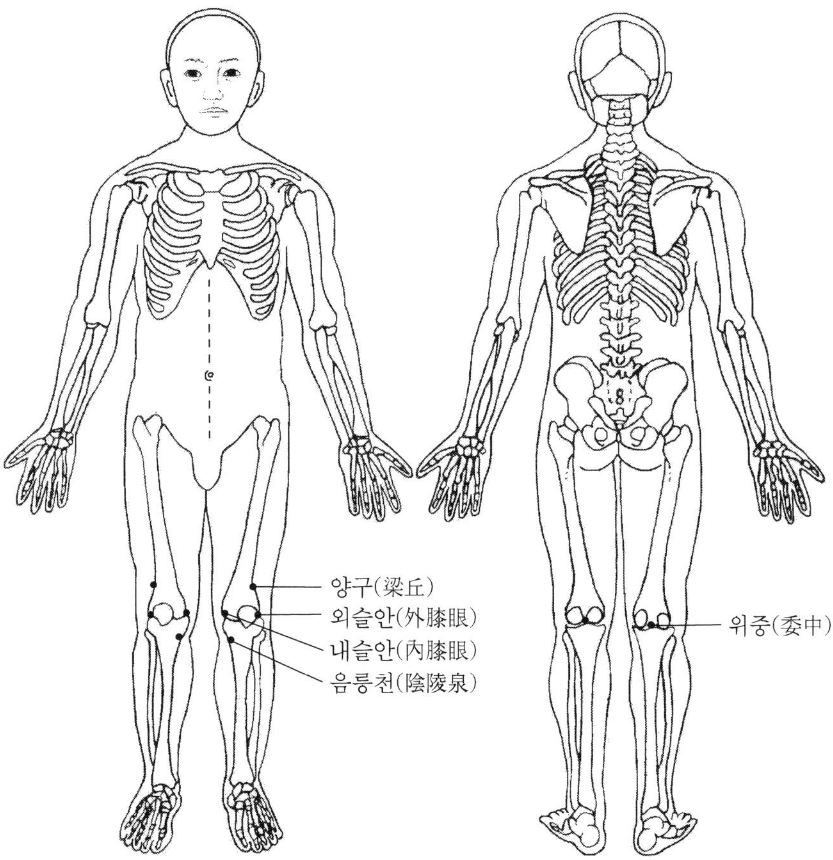

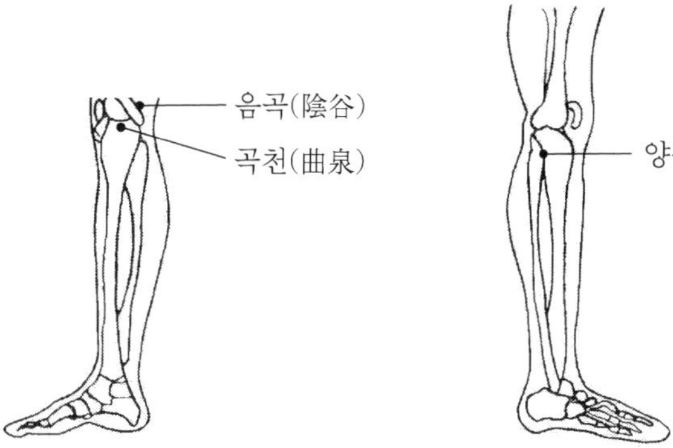

진단에 사용되는 X선은 뼈의 이상을 조사하는 데 사용하며, 조직이나 관절의 이상을 진단하는 데 사용하지는 않는다. 윤활액 분석은 염증성 질환의 진단에 도움이 되며, 윤활액 생검은 관절염이 감염성인지 류마티스성인지를 판단하는 데 도움을 준다.

현대 의학으로는 아직도 불치병으로 더 이상 진척될 수 없는 수준이지만 벌침요법으로는 충분히 완치가 가능하다. 임상실험에서 100% 치료된 결과들이 증명하고 있으며, 만족할 만한 치료가 된다.

◆ 퇴행성이나 류마티스 관절염 치료시 혈자리에 중점적으로 침할 필요가 없으며, 때에 따라 심하게 아프거나 몸 전체에 통증이 심하게 올 때 5~6일 간격으로 지명한 혈자리에 침하면 도움이 되며 통증을 줄일 수 있다.

다른 질환과는 달리 관절염은 신경계를 많이 자극하는 질환이므로 하루 자고 나면 환부(아픈 곳)가 시시각각 변하기 때문에 치료에 어려움이 따른다. 그러나 이런 일들은 관절염이 시작된 지 10년 이상 된 경우에 나타나는 증상들이며, 병이 유발된 지 1~2년 미만의 경우는 환부(아픈 곳)를 눌러서 통증이 심하게 오는 곳에 집중적으로 시침하면 빨리 완치된다. 심하게 아픈 곳은 한 곳에 2~3침씩 시침하면 잘 치료된다.

신비의

벌침요법

2017년 6월 1일 재판 인쇄
2017년 6월 10일 재판 발행

저 자 : 김주연
펴낸이 : 천승배
펴낸곳 : 도서출판 유한문화사

주소 : (157-801) 서울시 강서구 가양동 146-63
전화 : 2668-2055~6
팩스 : 2668-2565
http://www.yuhansa.com
E-mail : yuhansa@paran.com
등록 : 제 5-31호. 1979. 3. 6.

값 25,000 원

ISBN : 978-89-7722-407-0 03510